東大の微生物博士が教える

コロナに殺されないたった1つの方法

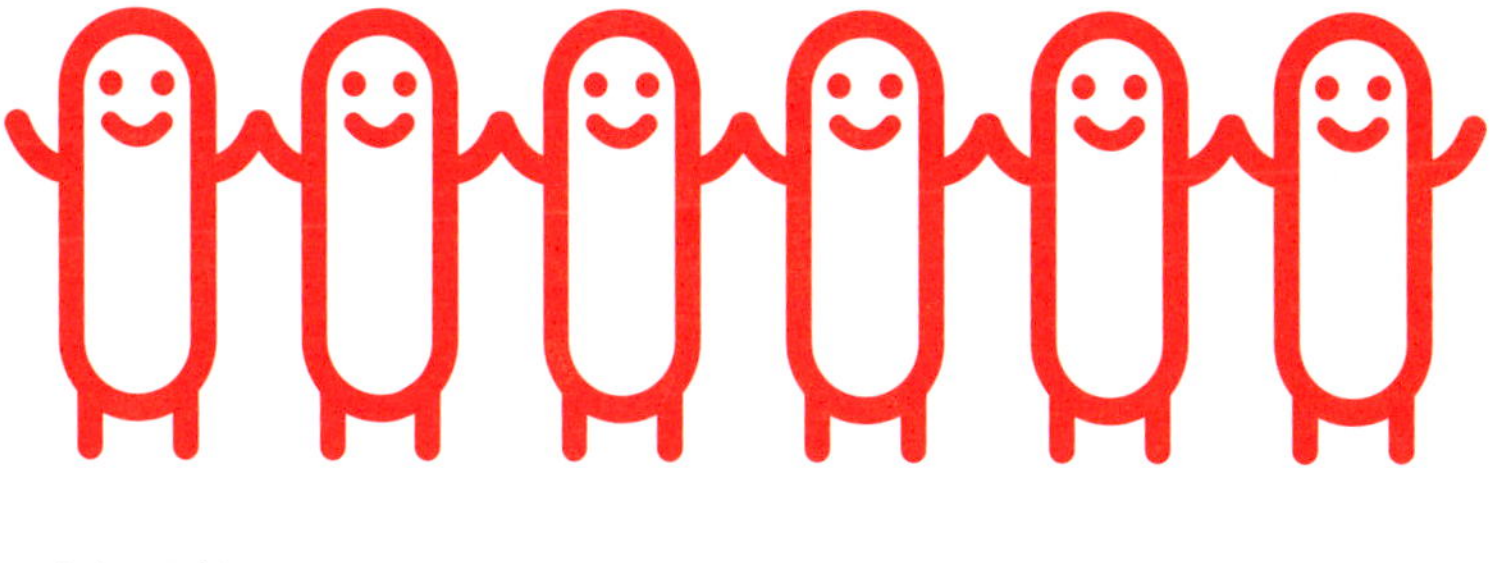

東京大学名誉教授
株式会社ニュートリサポート代表取締役
小柳津広志

自由国民社

はじめに

どんどん変異するウイルスとどう戦うか

本書のテーマは**「コロナウイルスに殺されない方法」**です。

かなり挑戦的なタイトルでびっくりするかもしれませんが、これくらい強いインパクトにしたのは、一人でも多くの人にこの本を手にとってもらいたいためです。

私がこの本を書いている現在（2020年8月5日）、世界の感染者数はおよそ1850万人でした。そして、死者数はおよそ70万人でした（ジョンズ・ホプキンス大学の発表）。

もちろん、この数は増え続けています。

「人類は医学の力でワクチンを開発するから心配はいらない」と、楽観的にいう方もいます。

しかし、微生物学博士の専門的立場から言わせていただくと、その考え方はまったく通用しません。

たとえば、人類は、天然痘というウイルスを駆逐し、勝利宣言をしました。

しかし、天然痘はＤＮＡウイルスで、ほとんど変異しないウイルスだったので、ワクチンをつくることができただけです。

また、天然痘は牛の感染症である牛痘（その後馬痘ウイルスと判明）という弱い毒性のウイルスを使って比較的に安全なワクチンを作ることができたという幸運にも恵まれたために絶滅させることができたのです。

ところが、私たちの最も身近にある**インフルエンザのウイルスは毎日変化しているので、有効なワクチンをつくることができていません。**

そして、**コロナウイルスも毎日変化するウイルス**なのです。

今、世界中で200近くの医療機関や専門機関がワクチンの開発に勤しんでいます。

コロナウイルスが変異することによって、それらの研究は水泡に帰するかもしれないのです。

私は現在、東大名誉教授を務め、微生物学博士として食べ物と健康の関係を腸内フローラという観点で研究しています。

2017年には、高齢者を対象とした減塩カフェ「カフェ500」をオープンし、フラクトオリゴ糖を主成分にした「長沢オリゴ」を2018年より販売を開始しました。

フラクトオリゴ糖がアレルギー治療に効果的であることを発見し、2020年には『花粉症は1日で治る!』（自由国民社）を執筆し、1か月で3万部販売するなど多くの方の支持をいただきました。

フラクトオリゴ糖のアレルギーに対する効果は、読者によって確認され、ほとんどの方の花粉症がほぼ1日で大幅に改善することが証明されました。

「花粉症は炎症であるため、炎症をおさえれば花粉症は治る」というのが私の主張でした。**コロナウイルスによる重症化は肺の〝炎症〟**なのです。

ですから、実は**花粉症と同じ対策をすることで、新型コロナ感染症を軽症化させることができる**のです。

さらに大胆なことを言えば、「ほぼ無症状化」できるという確信を抱くようになりました。

このことを皆さんにお知らせして、新型コロナで亡くなる人を一人でも減らすことを目指し本書を緊急出版することにしました。

新型コロナウイルスの流行は中国から始まり、ヨーロッパで多数の死者を出し、アメリカ大陸に移ってさらに多くの死者を出している状況です。

死者は全世界で70万人を超えています（2020年8月現在）。

コロナウイルスやインフルエンザウイルスは、乾燥する時期になると必ず空気中を浮遊するようになります。

ですから、**日本では冬には必ず比較にならないほど大きな感染爆発が起こる**のです。

私は人々が新型コロナウイルスに殺されていくのを見ていることに我慢できません。

『花粉症は1日で治る！』で提案した、**大腸で酪酸菌《らくさんきん》を増やす方法を使えば、新型コロナは一瞬にして治る**のです。

ここで、誤解されそうなので説明します。

大腸の酪酸菌を増やせば無症状化すると言いましたが、「無症状者でも感染させるのではないか？」と疑問を持つ方が大勢いるかと思います。

「無症状者が感染させる」というのは、正確にいうと「症状がでる1〜2日前の無症状状態の時にも感染させる」という意味です。

全く症状がでない人は口、鼻、喉にウイルスはいませんので、感染させることはありません。

大腸の酪酸菌を増やすことを多くの人が実践してくれれば、感染爆発は起こらなくなるのです。

感染防止対策より感染しない体づくりが大事

現在行われている感染防止対策としては、「3密回避」「マスク」「手洗い」「ソーシャルディスタンス」があります。

それらによって予防することはある程度できますが、これらの感染防止対策を続けていると、経済的マイナスが大きくなってしまいます。

湿気がある夏は感染者が少なくても、乾燥している冬には、ウイルスは空気中に長い間浮遊するので、さらに感染が拡大することが予想されます。

空気中を浮遊していれば、感染予防対策は無力になります。「マスク」「3密回避」や「ソーシャルディスタンス」などが対策となると考えるのは間違いなのです。


たとえば、ダイヤモンド・プリンセス号の事例を見ますと、乗客の**8割は感染していません**でした。

最初の感染者が見つかってからだれが感染しているのか分かるのに時間がかかり、それぞれは感染者から厳密に隔離されていたわけではありませんでした。この状態で8割の人はコロナウイルスにかからなかったのです。

感染しなかった人の多くはコロナウイルスに感染しない体質を持っていたのです。


根本的に新型コロナを防ぐには、体質改善が重要です。

何度も言いますが、私はいまの対策だけでは、このさき訪れるであろう感染爆発を防ぐのは無理だと考えています。

感染しやすい体質の人を、感染しくにくい体質に改善することが、根本的なパンデミック（感染爆発）対策なのです。

では、どのような体づくりをすればいいのでしょうか？

それは、**食物繊維をたくさんとって、大腸の酪酸菌を増やす食生活**です。

食物繊維をたくさんとると、睡眠が深くなり、成長ホルモンなどもたくさん分泌されるようになるため、一般的に言われている**〝免疫力が上がる〟**効果があります。

コロナに殺されない、たった1つの方法は大腸の酪酸菌を増やすことなのです。それは、世界の識者や著名な学者たちはだれも指摘していません。

著名な学者はウイルスの増殖を抑える薬剤を探し、ワクチンの開発を主張します。

しかし、薬剤を開発しても、そう簡単にはウイルスを抑え込むことはできません。

また、薬剤には耐性ウイルスがすぐに出現します。

たとえば、インフルエンザの薬であるタミフルやゾフルーザは回復時間を少し早める程度の効果しかありません。ゾフルーザは耐性ウイルスの出現によってほとんど使用されなくなりました。

ワクチンの開発では、インフルエンザワクチンはほとんど流行を防げていません。

さらに、普通のコロナウイルスによる風邪に私たちは一生に何回もかかるのです。同じコロナウイルスの新型コロナにワクチンができるはずがありません。仮にワクチンができても、抗体はすぐに消失し、私たちは何回も感染するのです。

私は「ソーシャルディスタンス」「マスク」「手洗い」「3密回避」を否定しているのではありません。

それらの**予防策をとりつつも、自分の命を自分で守る対策を講じることが必要**なのです。

重症化した患者の4人に3人は亡くなっている

多くの方がご存知かと思いますが、重症化した患者の4人に3人が亡くなっています。

この数字だけを耳にすると恐怖を抱く方も多いと思いますが、実際は100人のうち80人は無症状か風邪を引いた程度の症状しかでないのが新型コロナ感染症なのです。

感染した100人のうち残りの約20名に症状があり、そのうち約5名が重症化しています。全体から見ると**感染者の中で重症者になる割合は約5%**です。

ところが、クルーズ船ダイヤモンド・プリンセスでのケースを参考にすると、感染する人は20％で感染しない人が80％いると推定されます。つまり、１００人のうち20人が感染し、その５％の1名が重症化するのです。

クルーズ船ダイヤモンド・プリンセスの場合、乗船者は高齢者が多かったので、若年層を含めた重症化率はさらに低い可能性があります。

ですから、**新型コロナウイルスはそれほど怖がる病原体ではない**というのが私の見解です。

なお、本書では「新型コロナウイルス感染症（COVID-19）」を「新型コロナ感染症」「新型コロナ」または「コロナ」と呼んでいます。また、腸内細菌の種類と構成は正確には「腸内細菌叢」と呼ばれていますが、皆さんに馴染みのある「腸内フローラ」と呼んでいます。

コロナに殺されないたった1つの方法

目次

第1章　日本のコロナ対策「奇妙な成功」　19

第2章　コロナで死亡する本当の理由　45

第3章　自然治癒力を高めてコロナを撃退

第4章　世界を救う「コロナのくすり」　99

第1章

日本のコロナ対策「奇妙な成功」

なぜ日本の死亡率は世界最少レベルだったのか？

原因は、日本は公衆衛生が優れていたから、マスクをする習慣があったから、他人にうつしてはいけないという思いやりの文化があったから、おじぎの文化なので、握手やハグをする文化ではないから、などと言われています。

それでは、日本人を褒めたたえる習慣や制度が、日本の新型コロナ感染症死亡率が世界最小レベルだった本当の理由なのでしょうか。

日本は、強制力のない、罰金もない自粛要請だけでコロナ禍を乗り切ったのです。自粛を要請された店舗・施設はほとんど補償もなかったのに要請に応じたのです。これもすごい国民性の一つです。

なぜ日本が新型コロナの流行を最小限の被害で乗り切ったのか、考察を進めてみま

図１　主要国の人口10万人あたりの死者数

国名	人口（万人）	新型コロナ死者数	10万人あたりの死者数
アジア			
日本	12616	1023	0.81
韓国	5184	301	0.58
台湾	2354	7	0.03
フィリピン	10098	2115	2.09
タイ	6886	58	0.08
インドネシア	26416	5388	2.04
バングラデシュ	15940	3234	2.03
インド	133422	38938	2.91
イラン	7910	17617	22.3
サウジアラビア	3383	2984	8.82
オセアニア			
オーストラリア	2520	232	0.92
ヨーロッパ			
イギリス	6643	46295	69.7
フランス	6281	30297	48.2
ドイツ	8300	9163	11
イタリア	6055	35171	58.1
スペイン	4672	28498	61
ロシア	14680	14327	9.76
北米			
アメリカ合衆国	32783	156668	47.8
カナダ	3725	9005	24.2
メキシコ	12863	48012	37.3
南米			
ブラジル	20768	95819	46.1
アルゼンチン	4076	3863	9.48

2020年８月５日現在

人口はウィキペディア、新型コロナ感染症死者数はジョンズホプキンス大学のホームページより引用。この表にはデータが信頼できないと疑われている中国は載せてありません。

しょう。

まず、本当に死亡率が世界最低レベルであったかを確認するため、世界の新型コロナ感染症死者数を10万人あたりで比べてみます。

図1から分かるように、東アジア、東南アジア、南アジアの国々はすべて10万人あたりの死者数は日本と同じレベルか以下です。アジアではイランとサウジアラビアが高くなっています。ヨーロッパ、北米、南米は際立って死者数が多いことが分かります。

この表から、**東アジア、東南アジアと南アジアのすべての国は際立って死亡率が低く、その他の地域はすべて死亡率が非常に高い**ということが分かります。

日本だけが特別に死亡率が低いということは言えません。東アジアの日本以外の国、東南アジアと南アジアの国々は日本人ほどマスクや手洗いの習慣があるとは言えません。

また、日本ほど医療制度が整備されていることもありません。日本人を褒めたたえる衛生的な生活、優れた医療制度、人を思いやる国民性が日本の死亡率が低かった理由であるとは言えないのです。

日本人の新型コロナ感染症死亡率が低い原因「ファクターX」とは

それでは、死亡率が高くなる原因を気候との関係で見てみます。

図2に示したのは、地域ごとの平均湿度（比湿という単位で表示）と平均気温、感染が始まってから同じ期間の新型コロナ感染者の数（○の大きさ）を示しています。

湿度と気温は、気温が高くなると湿度も高くなるということが分かります。**湿度と気温が低い地域に大きな感染爆発が起こっている**ことが分かります。

図２　世界の都市と国で感染爆発が起きた時期の平均気温、平均比湿、感染者数の規模の関係

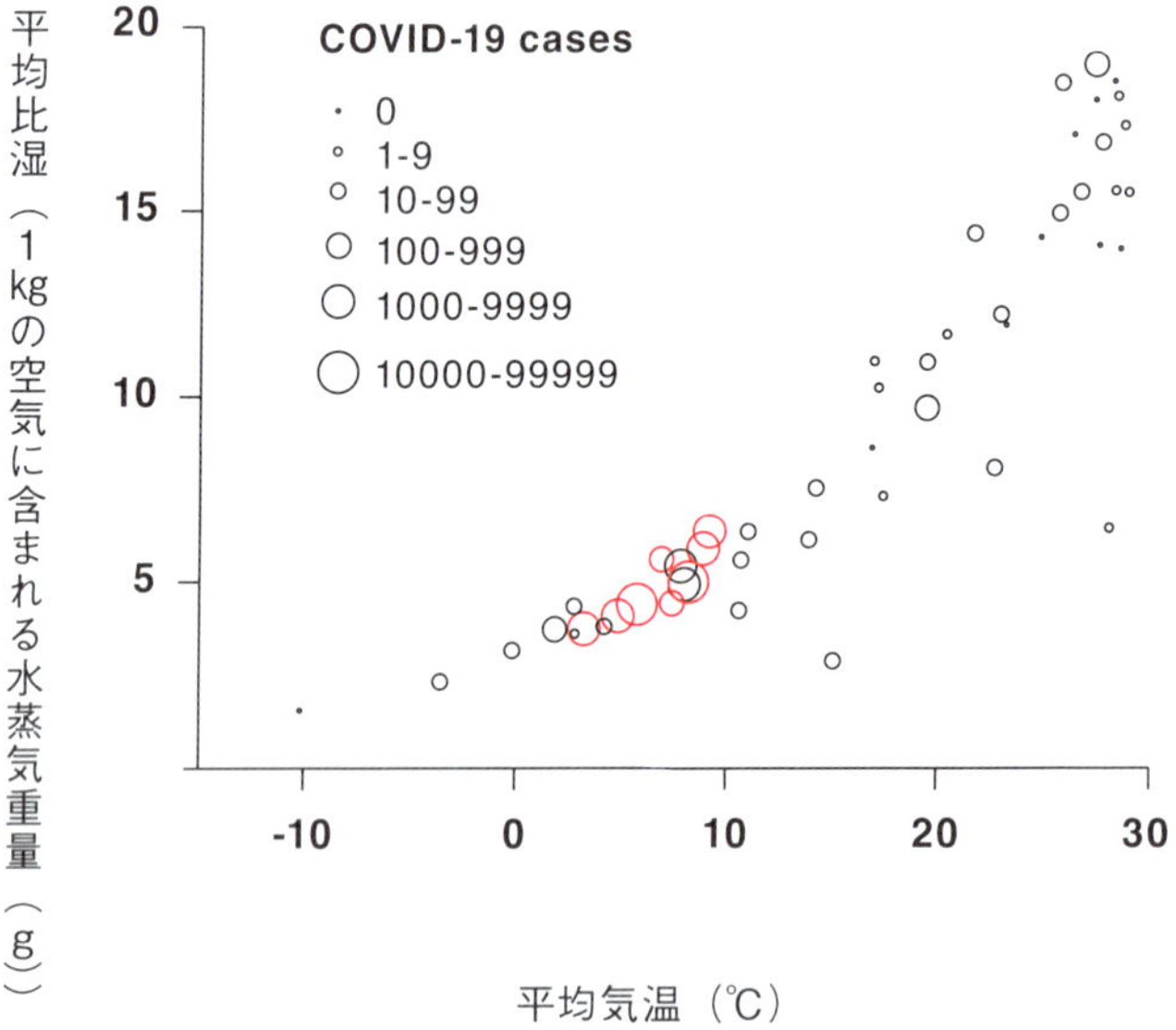

※ピンク色の◯は比較的に大きな流行

sajadi,mohamedo m., ら　SSRN: http://dx.doi.org/10.2139/ssrn.3550308

次に、気温と湿度が実際に死亡率に影響しているか、南北に広がる巨大な国土を持つアメリカ合衆国の州で見てみます。気温と湿度の死亡率への影響を異なる国で比較するのは、医療制度、風俗習慣が異なりますので、意味がないのです。

図3から明らかなように**湿度と気温が低い北部の州の死亡率は南部の州と比べて非常に高い**ことが分かります。

ところがどうでしょう。この南部の州と東アジア、東南アジア、南アジアを比較すると、これら南部州の死亡率は数十倍高いのです。アメリカ合衆国の南部州は東アジア、東南アジアに近い気候であるにも関わらず死亡率が際立って高いのです。

ノーベル医学生理学賞を受賞した山中伸弥先生は日本の新型コロナ感染症死亡率が低かった原因ははっきりしないとして、この原因を**「ファクターX」**と呼んでいます。

図 3　アメリカの州の人口（2018 年）と新型コロナ感染症死亡者の数

国名	人口（万人）	新型コロナ死者数	10万人あたりの死者数
北部の州			
ニューヨーク	1954	32725	167.5
ペンシルバニア	1281	7248	56.6
イリノイ	1274	7742	60.8
ニュージャージー	891	15846	177.8
マサチューセッツ	690	8657	125.5
南部の州			
テキサス	2870	7261	25.2
フロリダ	2130	7402	34.8
ジョージア	1052	3921	37.3
アラバマ	489	1666	34.1

2020 年 8 月 5 日現在

ファクターXは東アジア、東南アジア、南アジアに共通にあるのです。これらの地域では、高い気温と湿度という死亡率を下げる要因以外の**「ファクターX」**があるのです。

はたして、これは何なのでしょうか？

肥満率はファクターXの一部か

ここでは、肥満率をＢＭＩ30以上の人の割合とします。皆さんはご存知だと思いますが、ＢＭＩは、

BMI＝体重（kg）÷身長（m）の2乗

で計算されます。30以上だとかなり太った人です。

図４　男性の肥満率と新型コロナ感染症死亡率（10万人あたり）の関係

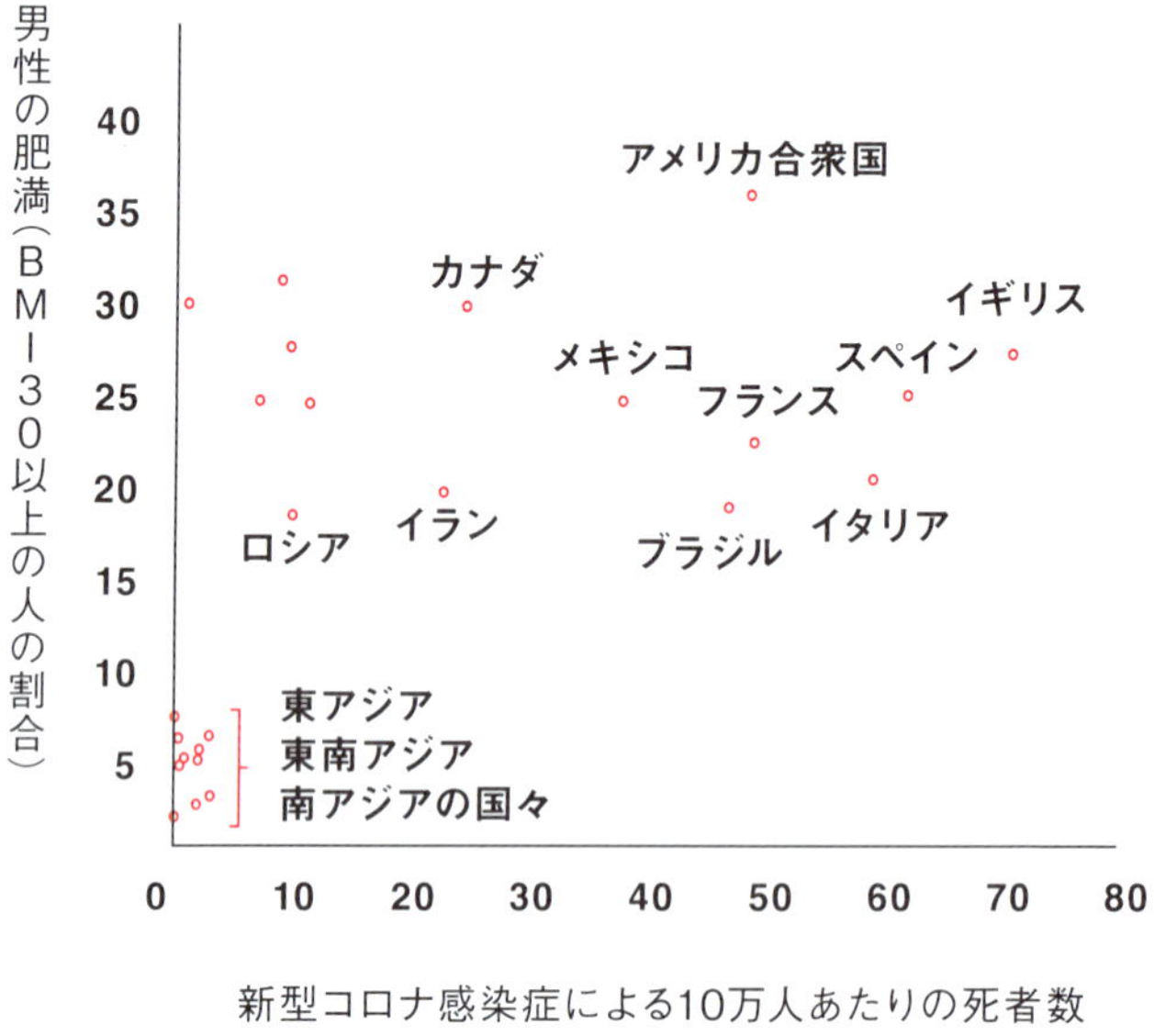

30以上の人の割合は世界中の国のデータが集計されています。この値と新型コロナ感染症死亡率（10万人あたり）をグラフにしてみました（図４）。

この図を見ると東アジア（日本、韓国、中国）、東南アジア（タイ、ベトナム、インドネシア、フィリピンなど）および南アジア（ミャンマー、インド、バングラデシュ、パキスタンなど）の国々の肥満率は５％前後です。

これに対して、ヨーロッパ、南北アメリカ、イランなどの西アジアの国々の肥満率は総じて20％より高いのです。

グラフから明らかなように肥満率が高いと死亡率は50以上に向かって増えていきます。メキシコ、ブラジルなどは急激に増加して50以上に向かっていっています。

ところが、肥満率の低い東アジア、東南アジアおよび南アジアでは死亡率は５以上に上がらないのです。

肥満になると脂肪をたくさん含む脂肪細胞は炎症を起こす情報伝達分子の炎症性サイトカインを放出するようになります。

ですから、ＢＭＩが30以上もある非常に太った人は全身の細胞に炎症が起こった状態になっているのです。

全身に炎症が起こった状態では、当然、がん細胞、インフルエンザウイルス、新型コロナウイルスに感染された細胞を殺す自然免疫（ＮＫ細胞）の活性が低くなります。

つまり、**ＢＭＩが30以上もある太った人は簡単に新型コロナウイルスの増殖を許してしまう**のです。

国民の中に非常に高い割合で肥満者がいれば、新型コロナウイルスは容易に感染を広げることができるのです。

反対に、国民の中に肥満者が少なければ、感染しない人が多くなり、この人たちが感染を広げない盾となるのです。

ただし、普通体型の人はウイルスが起こす炎症を抑える素質があるだけです。あくまで素質であってすべてのやせ型の人が炎症を完全に抑えることができるとは限りません。

大腸内に酪酸菌などが増え、酪酸、乳酸などの有機酸が増えている人は炎症を完全に抑えることができます。

国レベルの肥満率の違いは感染拡大の大きさに関係しているのです。

ただし、肥満率の違いだけでファクターXがすべて説明できるかは分かりません。

クルーズ船ダイヤモンド・プリンセスで起こったこと

クルーズ船ダイヤモンド・プリンセスは２０２０年１月20日に横浜港を出港し、鹿児島、香港、ベトナム、台湾、沖縄に立ち寄り２月３日に横浜港に寄港しました。

ところが、この航行中の1月25日に香港で下船した乗客が2月1日に新型コロナウイルス陽性であることが確認されたのです。この方の症状（咳）は19日頃から出ていたことから、下船前に感染していたのです。

2月3日から全乗員の健康診断が行われ、感染者が確認されたため、残りの乗船者は2月5日朝からクルーズ船のそれぞれの居室に14日間隔離されたのです。なんと、始めの感染者の症状がでて（1月19日）から、感染が拡がっているにもかかわらず、乗船者たちは18日間（2月5日まで）も感染し放題だったのです。

その後、2月17日までに感染者の数は増え続け、531名が陽性となりました。2月19日に隔離は終了しましたが、その後も感染者は増え続け最終的に634名が陽性となりました。

ところが、乗員は乗客と乗組員を合わせて3711名いたので、3077名は感染しなかったのです。ほとんどの乗員が感染し放題の環境にいながら、なんと82・9％の人は感染しなかったのです。しかも、**夫婦で同室にいながら、一方が感染し、もう**

一方は感染しなかった夫婦も多かったのです。

新型コロナウイルスに対しては感染しやすい人20％と感染しにくい人80％に分かれるのです。

ただし、ダイヤモンド・プリンセス号には、日本人以外にも多くの外国人が乗っていました。また、乗船者の年齢は高齢者が多かったので、**感染しにくい人80％が日本人全体に当てはまる数値ではありません。**

いずれにせよ、大部分の人は感染しにくいのです。

私は東京大学で教鞭をとっていましたが、授業の時には必ず「インフルエンザに感染したことのある人は手を挙げてください」と聞いていました。

20年位の間、この質問をしていましたが、毎回インフルエンザに感染した人は30％ほどでした。

私も66年間インフルエンザの症状はでたことがありません。おそらく、ウイルスを感染初期で撃退して全く症状がでないのだと思います。

インフルエンザでも新型コロナウイルスでも〝感染する人〟と〝しない人〟がいる理由はなんなのでしょうか。

答えは簡単です。それは体質の違いです。

ほとんどの方は体質は遺伝するものだとお考えだと思いますが、実は違います。

実は、**大腸の腸内フローラの中の酪酸菌が増えれば、風邪、インフルエンザ、新型コロナウイルスに感染しなくなる**のです。正確には、**ウイルスが感染してもすぐに撃退できる**のです。

クルーズ船ダイヤモンド・プリンセスの感染しなかった人は、たまたま〝運が良かった人〟も多かったと思いますが、感染しない体質を持つ人も多かったのです。

新型コロナによる医療崩壊

ご存知のように、ドイツを除くヨーロッパの大国のほとんどで医療崩壊が起こりました。また、ニューヨークの医療崩壊も悲惨でした。ブラジルでも主要都市で医療崩壊が起きました。

中国でも感染拡大初期の武漢では、医療はめちゃくちゃでした。それに対して、中国政府はわずか10日で病床数１０００の「火神山医院」を建てたのです。

医療崩壊を起こした国々では病床の不足、人工呼吸器の不足、感染予防器材の不足で失わなくて済んだはずの多数の人命が失われたのです。

医療崩壊が原因で家族を失った方々には、悪夢のような記憶として永久に消えないものとなることでしょう。

医療崩壊は都市封鎖（ロックダウン）と個人の行動の制限と追跡を行えば簡単に抑

えることができます。ところが、これでは人々は労働の対価である所得を得ることができなくなります。

各国の政治リーダーたちはほぼ全員、「ワクチンの開発に巨費を投じてパンデミックを抑える」また、「特効薬を巨費を投じて開発する」と発言しています。

しかし、インフルエンザに対する有効なワクチンは未だに開発されていません。インフルエンザと同じように遺伝子が激しく変化する新型コロナウイルスのワクチンを作れるはずがありません。

特効薬など1年や2年の短期間に開発できるはずがありません。インフルエンザの特効薬も未だに開発されていないのですから。

医療関係者も同じように「ワクチン」と「特効薬」の妄想にとりつかれているだけです。

政治リーダーも医療関係者も〝おバカさん〟としか呼べない現状に情けさを感じるとともに、これらの人たちには任せられないと決意してこの本を書き始めました。

医療崩壊を止めるには人々に〝体質改善の重要性〟を繰り返して訴えて理解を求め、実践してもらうしかないのです。

「大腸の酪酸菌を増やす生活習慣への移行」、それがパンデミックによる医療崩壊を防ぐ方法なのです。

この〝体質改善〟は個人レベルでは「新型コロナでは死なない」ことになります。

第２波はいつ起こる？

これはあたり前のことで、書く必要がないかもしれませんが、12月頃からの冬季は湿度が低くなりますので、咳として吐き出した飛沫は乾燥して空気中を浮遊するようになります。反対に湿度の高い夏季は飛沫は吸湿して、すぐに落下します。

図５　湿度の低い冬季は飛沫が飛散して浮遊する

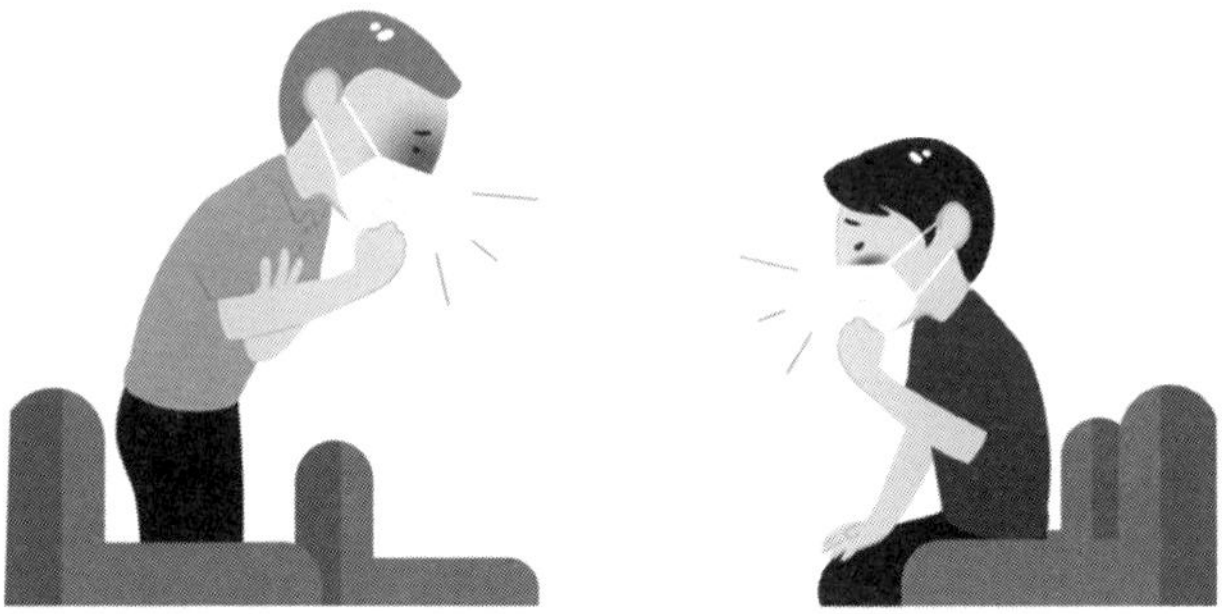

湿度が高い時期は飛沫は飛散しない

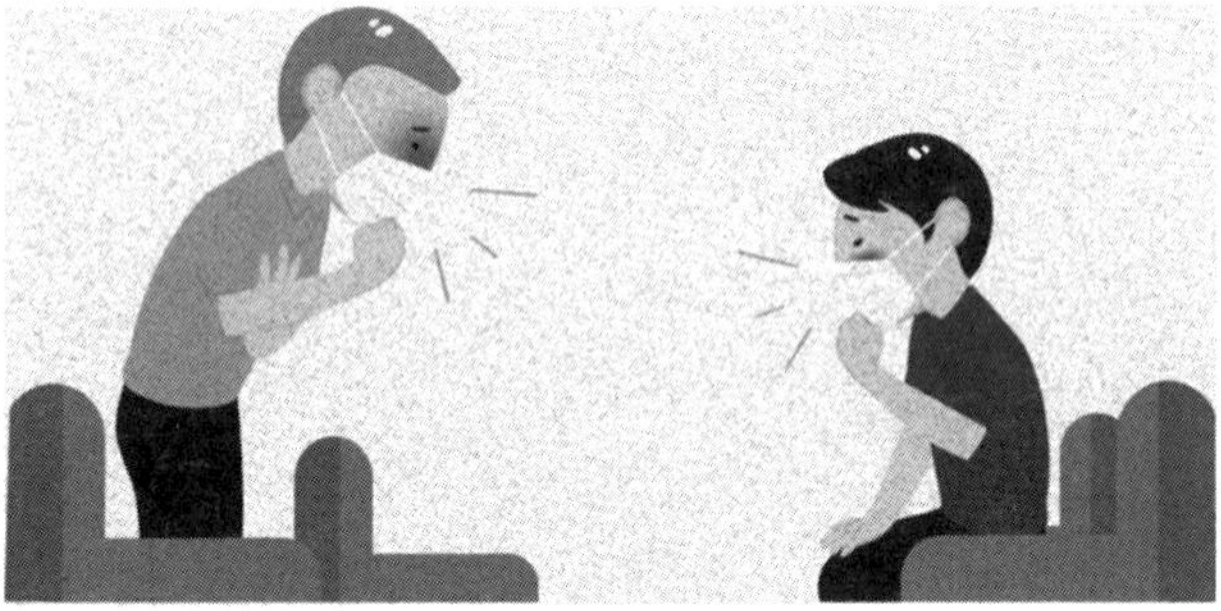

湿度の低い冬季は飛沫が飛散する

新型コロナウイルスは金属やプラスチックに付着すると数日間は感染する活性があることが知られています。

つまり、乾燥しても感染力があるということです。冬季には空気中に放出された飛沫はすぐに乾き、そのまま空気中に感染力があるまま浮遊するのです。

ウイルスが室外の空気に放出されても風に飛ばされて何も問題を起こしませんが、室内だと長い間、しかも数十メートルも室内に浮遊するのです。

ですから、人類に一人の感染者もいなければ、冬季に感染爆発は起こりませんが、感染者がいれば必ず第２波の感染爆発が起こるのです。

つまり、**空気が乾燥する今冬にはさらに大きなパンデミックが訪れる**のです。

第2波は「新しい生活様式」だけでは抑えられない

感染者が多くなれば、冬季には室内や電車の中でウイルスを含む飛沫核（乾燥した飛沫）は浮遊します。

この飛沫核は1ミリの200分の1程度ですから、マスクなどは簡単に通過します。周りの人と2メートル程度離れていても何の意味もありません。**空気でうつるのですから、手洗い、殺菌だけでは感染は防げません。**

現在行われている感染防止対策はほとんど意味がなくなるのです。

まったく外出しないということでないと感染は防げない状況になるでしょう。

まったく外に出なければ所得も得られません。食べ物も手に入れることができません。

感染しない体質を作ることが新型コロナウイルスに殺されないたった一つの方法なのです。

「新しい生活様式」という言葉に惑わされないでください。「新しい生活様式」では体は守れませんし、生活も成り立ちません。自分の体は自分で守りながら、生活の糧を得て人間らしい生き方をするのです。

大腸の酪酸菌を増やせば、周りがどんなに新型コロナで混乱しようが、健康的に活力を維持して生きることができるのです。

新型コロナの見方を変えよう

「ワクチンを急いで開発してくれればコロナウイルスに感染してもへっちゃらだろ

う」と全く筋違いな考えを抱いている人がいると思います。

ご存知のように、世界各国で抗体検査が膨大な数の人に行われてきました。当然、一度感染して回復した方たちについての抗体検査も各国で行われました。

その結果、感染者の抗体は、ほとんどの人で回復後数か月で消失することが明らかになったのです。

これは、**ワクチンを打っても抗体はすぐに消失するということを意味し、ワクチンは開発できないということを意味します。**

一般にワクチンは原因微生物の弱毒化や無毒化したものを体内に入れて抗体を作らせるものです。

しかし、はしかなどの一部のワクチン以外の抗体は1～10年程度で消失してしまいます。インフルエンザウイルスの抗体は数か月で消失します。新型コロナウイルスの抗体もインフルエンザと同じようにあっという間に消えてしまうのです。

ですから、**「抗体で救われる」という幻想は捨ててください。**さらに、**「一度感染し**

たら二度は感染しない」という幻想も捨てなければならないのです。

新型コロナはインフルエンザと同じように、毎年流行して多くの人の命を奪う病気になる可能性が高いのです。

「新型コロナの病原性は弱毒化する」という意見を持っている方がいます。このウイルスは人の免疫の攻撃を弱める性質を持ち、これが他のウイルスと違う特徴です。この性質を失うように変化したら、免疫の攻撃を受けるようになって弱毒化します。

ところが、免疫の攻撃を受けるようになれば、ウイルスは他の人に感染する前に殺されてしまいます。つまり、弱毒化したウイルスは残らないのです。

ですから、免疫の攻撃を受けるような変異（遺伝子の変化）は消滅し、強毒なウイルスだけが残ります。つまり、新型コロナウイルスは弱毒化しないのです。

高齢者の方は、「毎年流行る致死率の高い感染症だと、自分たちはつぎつぎに死んでいくのか」と悲観するかもしれません。

悲観する必要はまったくありません。インフルエンザでも新型コロナでも感染しない高齢者が非常にたくさんいるのです。

「賢い食べ方」をして大腸の酪酸菌を増やせば、全員「感染しない高齢者」になれるのです。

第2章

コロナで死亡する本当の理由

この章では、感染症の種類と治療法の歴史について、おおまかに理解していただきたいと思います。

なお、この本は新型コロナウイルス感染症にどう対処したらよいかを解説することが目的です。感染症の歴史や生物学については、詳細な説明はしませんので、詳細をお知りになりたい方は他書を参考にしてください。

感染症の種類と感染症の歴史

感染症は微生物が体や消化管に侵入して起こす病気です。

感染症を起こす微生物は寄生虫（小型の動物）、原生動物（ゾウリムシなどの単細胞生物）、真菌類（カビまたはキノコと呼ばれている）、と細菌類に分けられています。

これらのなかの寄生虫、原生動物、真菌類は私たちに近い仲間で真核生物と呼ばれます。細菌は遺伝的にかけ離れた生き物で原核生物に属します。

微生物は細胞を持ち、自分の細胞を細胞分裂で増加させて増えますが、ウイルスは自分だけで増殖できず、微生物、動物、植物の細胞に入り込んで、入り込んだ細胞に遺伝子と構成成分を作らせて増殖する〝仕組み〟です。

「遺伝情報を増やす仕組み」は私たち生物の遺伝子の一部が偶然飛び出して、その遺伝子が偶然に増える仕組みを持っていると新しいウイルスになります。

いろいろなウイルスが誕生するとそれが生物の間を移動するようになり、入り込んだ生物の遺伝子を取り込んで非常に多様なウイルスがつぎつぎに誕生することになります。

ウイルスは「自分の遺伝情報を増やす仕組み」を作りあげた物体であって、生物ではありません。

ウイルスは「遺伝子を増やす仕組み」を持ちますが、遺伝子を増やすことによって入り込んだ個体が死んでしまい、さらに他の個体に乗り移る（感染）ことができなければやがてこの「遺伝子を増やす仕組み」は消滅します。

だから、存在しているウイルスは個体をほとんど殺さないか、個体を殺す前に乗り移る能力があるものだけです。

侵入した個体をほとんど殺すウイルス（エボラ出血熱など）は他の個体に乗り移る（感染）のを阻止すれば、流行を防げます。このような致死率の高いウイルスの場合、感染した人は症状が出るとほとんど移動できなくなりますので、乗り移りを防ぐのは簡単です。

また、当然ですが、他の個体に乗り移る能力が弱いウイルスは簡単に流行を防げます。

狂犬病は保菌した犬に噛まれると発病しますが、他の人には移しませんので、犬にワクチンを接種してウイルスを殺せば簡単に流行を防げます。

侵入した個体にほとんど症状が出ず、致死率が非常に低ければ、流行が起こっても問題になりません。

侵入した個体にほとんど症状が出ず、致死率が一定の割合で高く、乗り移り能力が高いウイルスは感染爆発を起こしてパンデミックを起こします。今回の新型コロナはこのようなウイルスだったので、悪質のパンデミックを起こしました。

人類の歴史に残っている死者数の多かった感染症を細菌、ウイルス、寄生虫と原生動物に分けて図６に書きました。

人類の歴史において、細菌とウイルスが起こす感染症が膨大な数の死者を出しました。

図6　死者数が多かった感染症

細菌が原因となる死者数の多かった感染症		
	主な感染経路	流行時期
結核	空気感染 飛沫感染	古代からずっと 20世紀
ペスト	媒介動物（ネズミ、ノミ） 飛沫感染	14世紀以降世界中 に蔓延
コレラ	経口感染	19世紀
腸チフス パラチフス	経口感染	古代からずっと
ハンセン病	飛沫感染 （感染力は非常に弱い）	古代からずっと

ウイルスが原因の死者数の多かった感染症		
	主な感染経路	流行時期
天然痘 （1976年根絶）	飛沫感染	古代からずっと WHOは1980年に根絶宣言
麻疹 （一般名はしか）	空気感染 飛沫感染	古代からずっと
スペイン風邪 （インフルエンザ）	飛沫感染	20世紀
エイズ	性的感染　血液感染 母子感染	20世紀から
新型コロナウイルス 感染症（COVID-19）	飛沫感染	21世紀から

原生動物と寄生虫が原因の死者数の多かった感染症		
	主な感染経路	流行時期
マラリア （原生動物）	媒介動物（蚊）	古代からずっと
住血吸虫症	経皮感染	古代からずっと

人類はいまだ天然痘以外のウイルスに打ち克ったことがない

ウイルスが原因の**死者数が非常に多かった感染症では、根絶できたのは天然痘**だけです。

歴史的に非常に多くの人命を奪った感染症には、細菌が原因で起こるもの、ウイルスが原因となるものと原生動物または寄生虫が原因となるものがあります。

原生動物と寄生虫は人間に近い生物ですが、感染症を起こすのはマラリア原虫と住血吸虫が代表です。

マラリア原虫は蚊が媒介しますので、蚊の生息する環境を少なくしたり、殺虫剤を使ったりし、また、感染した人を隔離して蚊にさされなくすれば、比較的簡単に根絶することができます。

住血吸虫は巻貝が媒介し経皮感染します。衛生に気をつければ感染は簡単に防げます。

現在、寄生虫と原生動物による感染症は熱帯地方や開発途上国だけに見られる感染症となっています。

細菌が起こす感染症では、ペストは媒介動物（ネズミ）による感染が中心ですので、衛生管理を行えば感染を防げます。コレラとチフスは経口感染ですので、感染者の吐しゃ物、糞便を適切に処理して、周辺環境を殺菌すれば感染は防げます。

ハンセン病は感染力が非常に弱いので、患者を隔離すれば感染は防げます。

ところが、結核は結核菌が土に生息しており、空気感染しますので、根絶は非常に困難です。

20世紀の始め頃１９２９年にイギリス人のアレクサンダー・フレミングによりペニシリンという細菌を強烈に殺す作用のある物質が発見され、このような作用のある物質は抗生物質と呼ばれるようになりました。

その後、多くの微生物学者や有機化学者によってさまざまな実用的な（副作用の弱い）抗生物質が開発され、細菌による病気をほとんど治療することができるようになったのです。

最後に残されたのがウイルスによる感染症です。

これらはなかなか抑えることができていません。天然痘ウイルスは遺伝子の変化が激しくなく、牛の感染症である牛痘ウイルス（その後馬痘ウイルスであると判明）を用いて毒性の弱い生ワクチンを作ることができたため根絶することできました。

麻疹《はしか》は根絶できていませんが、ワクチンで免疫をつけると一生感染しなくなるため、先進国ではほとんど発症がなくなりました。

ところが、インフルエンザ、エイズの感染はワクチンや薬ではほとんど抑えられていません。インフルエンザであるスペイン風邪が流行ってから100年以上も、エイズウイルスが発見されてから35年以上も経っているのに、この二つの感染症に対して有効なワクチンと薬(エイズについては症状を抑える薬はあるが完治はできていない)は開発できていないのです。

新型コロナウイルス(SARS- CoV-2)もインフルエンザウイルスと同じように遺伝子が変化しやすいウイルスです。ワクチンや特効薬の開発は非常に難しいと予測されます。

抗生物質が引き起こした大問題

私は前著『花粉症は1日で治る!』(自由国民社)で、抗生物質の使用がうつ病、発達障害などの精神の病気、花粉症、喘息などのアレルギー疾患、関節リウマチ、潰瘍性大腸炎など自己免疫疾患を増加させたと書きました。

抗生物質はさらに、免疫力の下がった高齢者や病気の人に感染を起こす日和見感染菌を抗生物質耐性にし、これらの人々の命を奪っているという問題も指摘されています。

抗生物質は細菌感染症の特効薬です。間違いなく寿命を延ばした良薬ですが、さまざまな疾患を増加させました。

人と細菌感染症の戦いもまだ終わっていないのです。

コロナで亡くなる本当の理由（免疫の暴走）

病原細菌は人間を直接殺しますが、新型コロナウイルスは直接には人間を殺しません。

新型コロナで亡くなるのは、人間の免疫が暴走するからです。

その前に免疫について簡単にご説明します。

自然免疫は、ウイルスが入ってきたときに最初に退治してくれるものです。この時は、ナチュラルキラー（ＮＫ）細胞とマクロファージが活躍します。

ところが、自然免疫でウイルスが死ななかった場合、獲得免疫が働き出します。獲得免疫がつくるものが抗体ですが、抗体はそんなに強力な武器ではありません。獲得免疫でウイルスを殺すのは主にキラーＴ細胞（細胞障害性Ｔ細胞）です。この話は混乱するのでここでは説明しません。

獲得免疫とは、体内に進入したウイルスに対して、ウイルスの形を記憶して攻撃する防御システムのことです。ですから、一度戦ったウイルスに対しては、記憶して攻撃できるようになります。

感染後７日以上経つと、獲得免疫が激しく働き出します。獲得免疫の攻撃で感染した細胞とウイルスは死にますが、周辺に炎症が広がり感染していない細胞まで殺してしまいます。獲得免疫がウイルス以外の細胞も攻撃してしまうのです。

その結果、たとえば肺の場合は肺胞上皮細胞とその周辺の血管の細胞が壊れていき、さらに、その他のいろいろな臓器でも細胞が壊れていきます。この攻撃に使われる武器がサイトカインという細胞と細胞の情報伝達を行うタンパク質で、攻撃に使われるものは炎症性サイトカインと呼ばれています。

この多量の炎症性サイトカインが放出されるのがサイトカインストーム（免疫の暴走）です。

サイトカインストームが起きた時点で、生命維持は絶望的になります。残すは延命処理だけになってしまうのですが、延命処理をしている間にごくまれに助かるケースもあります。肺の中に生き残っている肺胞上皮細胞が増えて、奇跡的に助かる方がいるのです。

新型コロナウイルスは口、鼻、喉、腸などいろいろな臓器に感染しますが、**感染を重症化させるのは肺への感染**です。肺の中に入ったコロナウイルスは増殖し、サイトカインストームを誘発します。サイトカインストームが肺胞を壊して酸素を体の中に取り込めない間質性肺炎を引き起こし、ひどい場合は、人工呼吸器でも対処できなくなり、やがて死に至ります。

これが新型コロナ感染症で亡くなるプロセスです。

新型コロナで亡くなる人は、このシナリオ通りに死に向かって進んでいくので、このシナリオをバッドエンドではなくハッピーエンドに書き換えなければいけません。

獲得免疫が激しく動きだす前に、免疫の暴走を抑える機能のあるＴレグ細胞を増やす。それこそが死に向かうシナリオを生きる方向に変える唯一の方法なのです。

免疫の暴走を抑えれば流行は起こらない

フラクトオリゴ糖などの大腸で酪酸を増やす食物繊維をたくさん食べていると、免疫の暴走を抑えるＴレグ細胞が増加して、さまざまな組織に移動します。

また、大腸で増えた酪酸はＮＫ細胞などの自然免疫の活性を上げます。

したがって、大腸の酪酸が増えた時には、新型コロナウイルスが上気道（口、鼻、喉）に感染してもすぐにウイルス感染細胞を攻撃し始め、感染初期にウイルスを除去します。

さらに、増加したＴレグ細胞は感染を受けた組織の修復をします。

つまり、大腸の酪酸を増やせば、ほとんどの人は無症状か無感染になります。症状が全く出ませんので、周りの人からは感染していないように見えます。
感染初期にウイルスはいなくなりますので、周りの人に感染させることもありません。

大腸の酪酸が多い人は感染を防ぐ盾になるのです。
つまり、流行を抑えて、死亡する人の数を減らす盾になります。

なぜ基礎疾患があると死亡率が高くなるのか？

各国で、感染者の死亡率が年齢、基礎疾患の有無、性別などで違いがあるか、分析が行われました。
その結果、年齢が上がると死亡率が上がることが分かっています。厚生労働省の報告した年齢別死亡率と年齢別死亡者数を図7に示します。

図７　年齢階級別にみた死亡者数の陽性者数に対する割合と死亡者数

死亡率（%）

全体	10歳未満	10代	20代	30代	40代	50代	60代	70代	80代以上
4.4	0.0	0.0	0.0	0.1	0.4	1.0	4.7	14.2	28.3

【死亡率】年齢階級別にみた死亡者数の陽性者数に対する割合

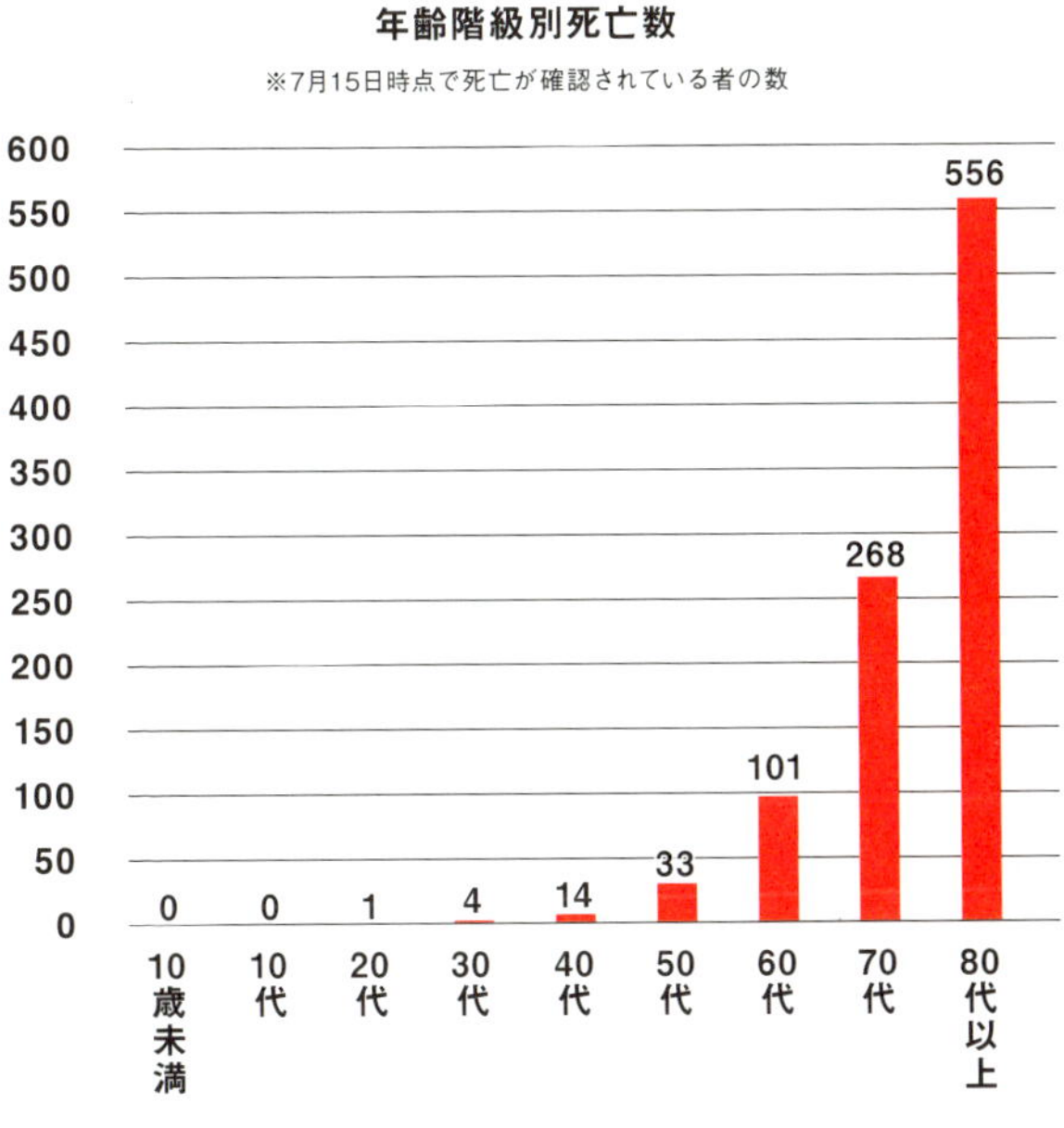

厚生労働省ホームページより（2020年７月15日現在）

高齢になると、高血圧、動脈硬化症、糖尿病、心臓機能の低下、肺機能の低下、腎臓機能の低下などの基礎疾患を持っている人が増えます。

基礎疾患のある方は、死亡率が非常に高くなることが各国で報告されています。

これらの基礎疾患のある人は全身に慢性炎症が起きています。慢性炎症の結果として基礎疾患が発生するのです。

高齢者の慢性炎症はほとんどが肥満が元凶となって起こります。脂肪細胞は脂肪が増えると炎症性サイトカインを大量に放出するようになります。

肥満した人は全身に慢性炎症が起こり自然免疫の活性が低くなります。ですから、新型コロナの増殖を許し、簡単に重症化してしまうのです。

肥満している人（＝基礎疾患のある人）の割合が高ければ、流行は大きくなり、大勢の人が亡くなります。

第3章

自然治癒力を高めて コロナを撃退

ウイルスを攻撃するのは抗体だけではない

免疫細胞の代表的なものを図8に書きました。

新型コロナウイルスが口、鼻、喉、気管支、肺などに感染するとすぐに攻撃を開始するのは自然免疫系のNK（ナチュラルキラー）細胞、マクロファージと樹状細胞、です。

NK細胞はウイルスを認識して感染した細胞を破壊（内部だけを破壊）します。マクロファージ、樹状細胞はウイルスを貪食《どんしょく》します。

NK細胞やマクロファージなどがウイルスを除去できないと、7日目くらいには獲得免疫がウイルスを認識して、B細胞が抗体を産生し、キラーT細胞が感染した細胞を破壊（内部だけを破壊）するようになります。

Ｂ細胞が作る抗体は体液中に飛び出たウイルスにくっついて他の細胞に感染できなくします。抗体がついたウイルスは好中球、マクロファージなどが貪食します。

この時、マクロファージなどから炎症性サイトカインが大量に放出されますが、炎症が激しくなると自分自身の細胞がつぎつぎに破壊されます。

新型コロナ感染症の場合、炎症性サイトカインが大量に放出される傾向が強いようです。新型コロナウイルスの感染では、なぜかキラーＴ細胞が感染細胞をうまく攻撃できないと推測されます。炎症性サイトカインが大量に放出された場合、Ｔレグ細胞が炎症を抑制していきます。Ｔレグの働きが弱ければ重症化して死に至ります。

図８　代表的な免疫細胞

自然免疫に関与する免疫細胞

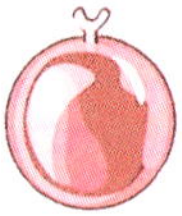

NK 細胞

自然免疫と獲得免疫に関与する免疫細胞

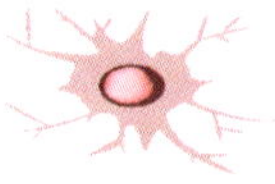

樹状細胞

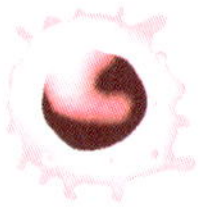

マクロファージ

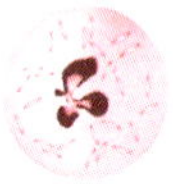

好中球

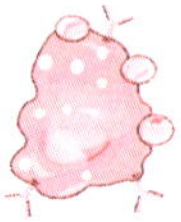

マスト細胞

獲得免疫に関与する免疫細胞

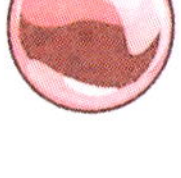

T細胞

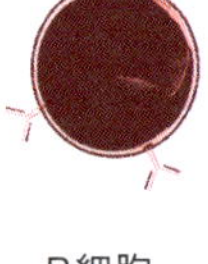

B細胞

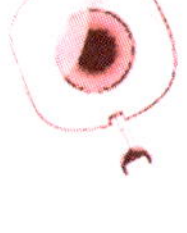

キラーT細胞

体の中にはコロナに負けない免疫力がある

多くの皆さまは、「免疫力が強い」というと、

「風邪をほとんどひかない」
「口内炎ができない」
「インフルエンザにならない」

ということを考えると思います。

これらは、自然免疫であるＮＫ細胞の活性が高いと起こります。

ですから、この本でも**「免疫力が強い」ということを「ＮＫ活性が高い」こととします。**

実は、**ＮＫ活性が高くても組織にいるＴレグの活性が高くなければ、アレルギーになり、関節リウマチや潰瘍性大腸炎になる**のです。

体調を維持するには免疫系全体が強力に機能していることが重要なのです。

それでは、ＮＫ活性とはなんなのでしょうか。

ＮＫ活性については、マスメディアで、

「20歳くらいが一番高く、60歳を過ぎると5分の1くらいに下がってしまう」

「ストレスがかかるとすぐ下がってしまう」

「笑うと上がる」

「激しい運動をすると下がってしまう」

などの話を何回も聞いていると思います。

また、「ＮＫ細胞は体の中に毎日誕生するがん細胞を破壊する」ということもご存知だと思います。

ＮＫ活性が高い人はがんになりにくいのは確かですし、風邪やインフルエンザになりにくいのも事実です。

ＮＫ「活性」という表現を使うのは、ＮＫ細胞は刻一刻さまざまな体の状態の影響を受けて活性を変化させるので、このような表現を使うのです。

ところが、マスメディアは腸内フローラがＮＫ活性にどのような影響を与えるか全く説明していません。

実は、**ＮＫ活性は腸内フローラの影響を受けて大きく変化する**のです。

特に、大腸に酪酸菌が増えるとＮＫ活性が上昇することは多くの論文で報告されています。

これに対して、ビフィズス菌が増えてもＮＫ活性が大きく上がることはありません。

私たちは狩猟採集時代のように、毎日、たくさんの酪酸菌を増やす食物繊維を摂っていれば、風邪やインフルエンザだけでなく、その他のさまざまな病原菌が感染しない体質を作ることができるのです。

腸内の酪酸菌がコロナを撃退する

コロナウイルスに曝された人の80％は無感染で終わります。

無感染の方には抗体はできませんので、抗体を調べても感染したかどうか分からないのです。

自分がすでに感染して抗体ができていれば安心ということで、抗体検査をする人がいますが、抗体がないという結果を受けると不安になります。ところが、大腸の酪酸菌を増やしておけばどんなにウイルスに曝されても無症状または無感染となりますので、抗体がなくても心配いりません。

前にも書きましたが、重症化して亡くなるのはサイトカインストームという自分の獲得免疫系の暴走が原因なのです。


獲得免疫系の暴走はさまざまなケースで見られます。

食物アレルギーも免疫の暴走が原因で起こります。

お子さんが「『そばアレルギー』で間違ってそばを食べてアナフィラキシーを起こしてしまった」という話はよく聞きます。

現代人は「そばアレルギー」「小麦アレルギー」「牛乳アレルギー」などさまざまな食品にアレルギーを起こします。


アナフィラキシーは自分の命を奪う免疫の暴走そのものです。**人は普段食べている物にはアレルギーを起こさない「免疫寛容」の仕組みを持っています。「免疫寛容」が作動しない食物アレルギーの方の大腸では酪酸菌が少なくなっています。**

したがって、大腸の酪酸菌を増やす食物繊維をたくさん食べていると、免疫寛容の担い手であるTレグ細胞が増え、あっという間に食物アレルギーは治ります。

花粉症も喘息も鼻や気管支で炎症反応が起こることが原因です。これらの病気も獲得免疫の暴走によって起こるのです。

獲得免疫の暴走は組織に配置されたTレグが抑えます。Tレグは大腸で酪酸が大量にあるとつくられます。

ですから、**酪酸菌を増やす食物繊維をたくさん食べていると、アレルギーなどの獲得免疫の暴走は短時間（5～6時間）で治る**のです。

それでは、新型コロナではどうでしょうか。

大腸の酪酸が多い場合、新型コロナウイルスはほとんどの方で自然免疫で撃退されます。万が一、自然免疫でウイルスを除去することができず、肺などに感染が広がり獲得免疫が動き出した場合でも、Tレグが増えていますので、サイトカインストームを強く抑えます。

大腸の酪酸菌の減少が新型コロナの重症化に関わることをご理解いただけたでしょうか。

腸内フローラを知ることが対策の第一歩

腸内フローラを説明するにあたって、まずは腸内細菌の話から始めていきましょう。

大腸の〝うんち〟には1gあたり1000億個の細菌が増殖していると言われています。これは、腸内細菌の専門家が言っていることですが、実際にはこの10倍くらいの細菌がいます。

1gあたり1000億個とすると、体内に〝うんち〟は1kgほど溜まっていますので、全体では約100兆個の細菌がいるということです。

図９　腸内細菌の系統樹とその割合

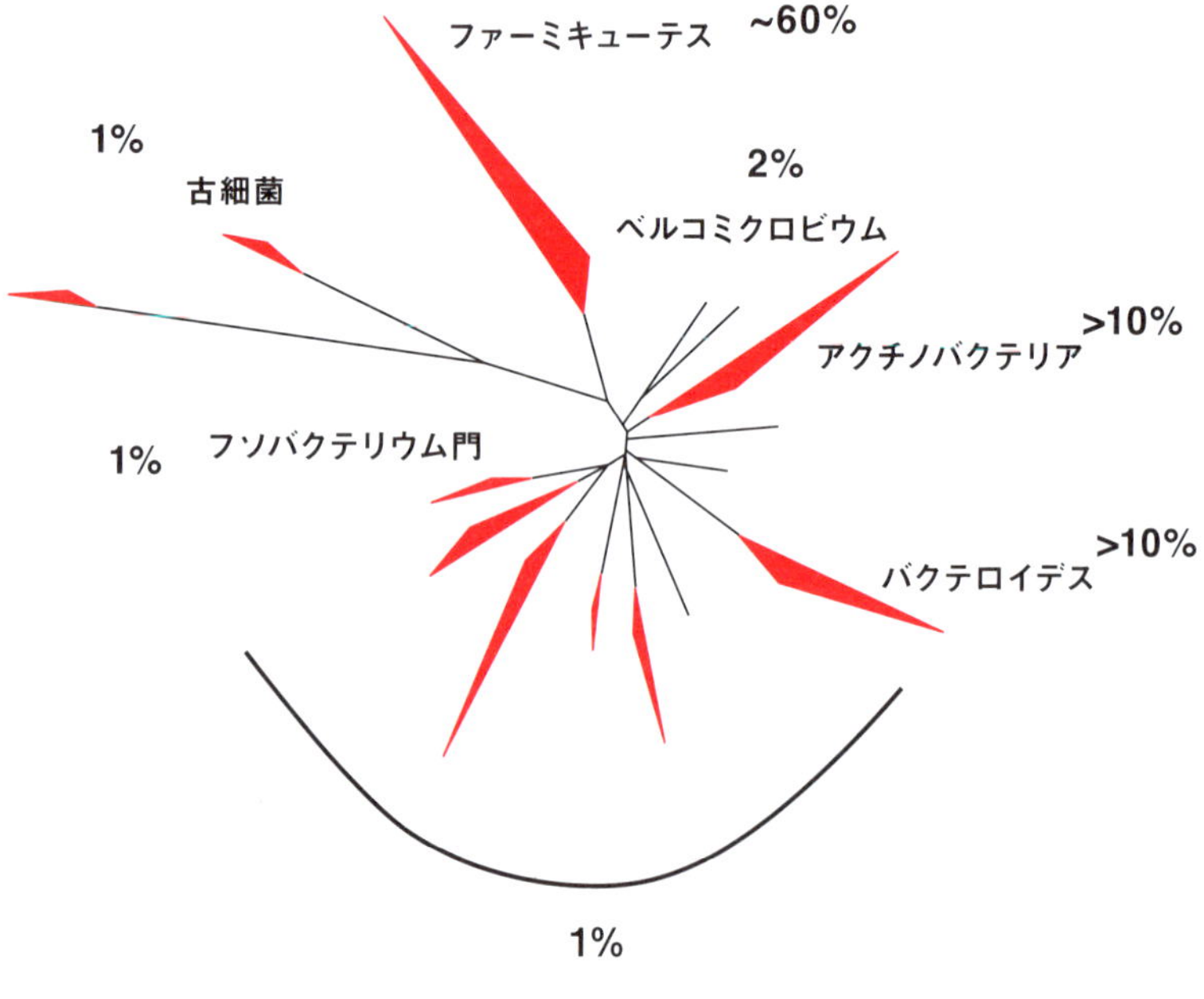

（Diaman M., et al., Do nutrient-gut-microbiota interactions play a role in human obesity, insulin resistance and type 2 diabetes? Obesity Reviews（2011）12, 272-281）より引用

腸内細菌の種類はおよそ１０００種類といわれ、細菌の種類と構成割合が腸内フローラです。

腸内フローラの種類の系統樹を、図９に示しました。

腸内フローラの中で最も多い種類はファーミキューテスです。酪酸菌はファーミキューテスに属します。もちろん、酪酸菌も分類上の〝種〟のレベルでは非常にたくさんの種を含みます。

善玉菌として有名なビフィズス菌はアクチノバクテリアに属します。図９では10％以上存在するとありますが、これは若い人だけ。中年になれば数％以下しかいません。さらに、60歳を過ぎるとほとんどいなくなります。

アクチノバクテリアと同じくらいいるのがバクテロイデスです。バクテロイデスは分類上、グラム陰性細菌という一群に属します。

細菌学では、グラム陰性細菌とグラム陽性細菌という分類をします。簡単に言うと、グラム陰性細菌は外側にある細胞壁が薄く、グラム陽性細菌は細胞壁が厚いものです。

さらに、分かりやすく説明すると、グラム陰性細菌はすべて毒性があり食べられません。これに対して、グラム陽性細菌は食べられます。

冷蔵庫にあった食品にグラム陰性細菌が増殖した場合は「腐った」と言い、グラム陽性細菌だけが増殖した場合は「発酵した」と言います。

ベルコミクロビウムは数%しか生息しませんが、アッカーマンシア菌が含まれます。アッカーマンシア菌は大腸表面のムチンを増加させて腸管を保護している大切な善玉菌です。

古細菌というものがごくわずかに生息していますが、これはメタンガスを作ります。この細菌は水田に水を張って2週間くらいすると増殖してメタンを放出します。非常に酸素を嫌い、プール1杯の水に1分子の酸素が含まれていても増えません。

図 10　人の腸内フローラの変遷

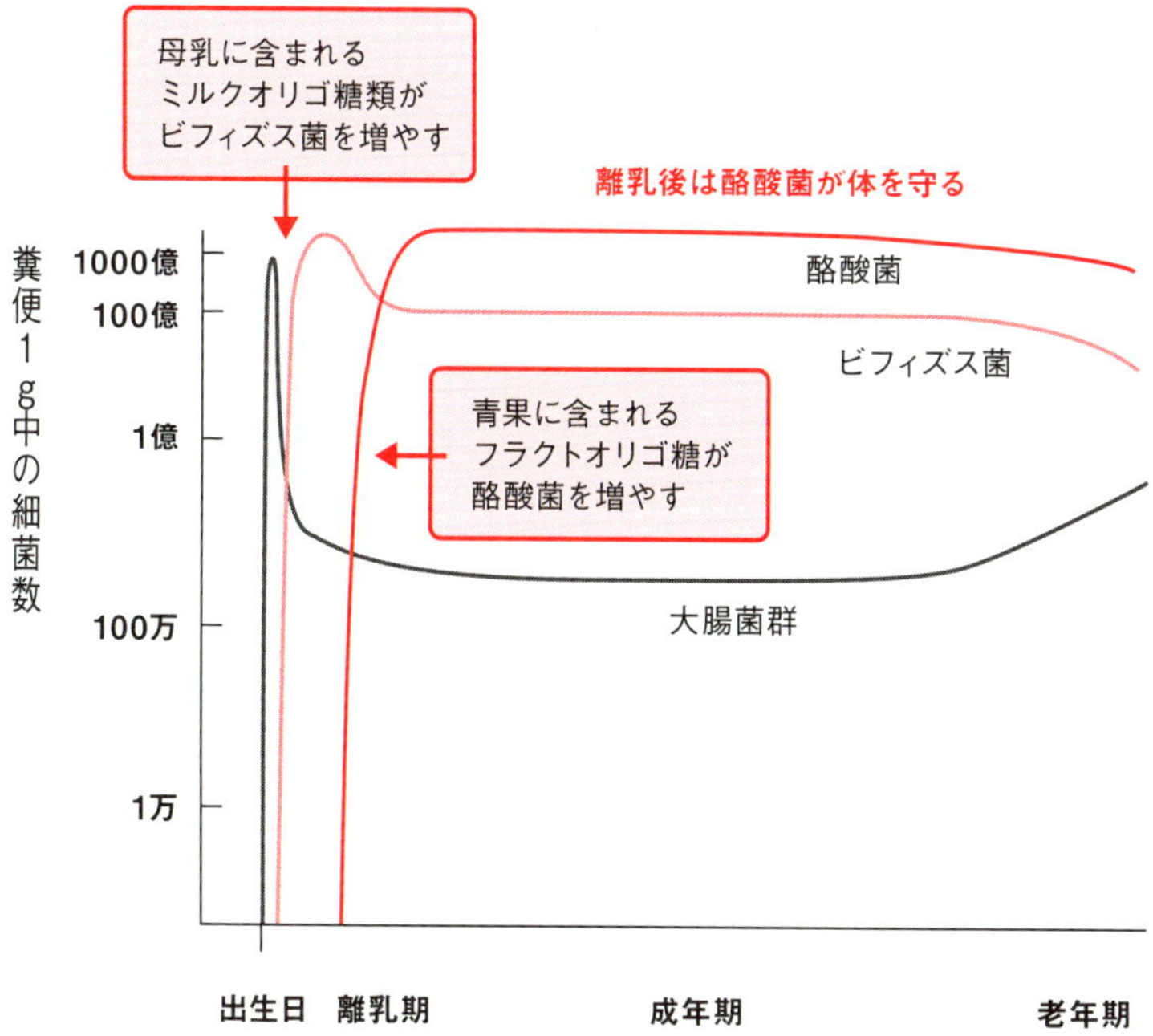

だから、古細菌はよっぽど〝うんち〟が長い間大腸に留まっている便秘の人でしか増えません。

つぎに、私たちの誕生、成長、老化の過程における腸内フローラの変化について説明していきます（図10）。なお、この図は分かりやすくするため、ビフィズス菌、酪酸菌、大腸菌群だけを示しています。

赤ちゃんは産道を通る時、顔を肛門の方に向けて出てくることによって、お母さんの便と膣の細菌をもらいます。便には大腸菌の仲間も含まれていますので、誕生したばかりの腸では大腸菌群が増えます。

赤ちゃんが母乳を飲み始めるとすぐにビフィズス菌が増え始め、数日経つとビフィズス菌は90％以上を占めます。

ビフィズス菌が増えるのは、母乳にオリゴ糖が約2％含まれているからです。ビフィズス菌は他の細菌と比べて圧倒的にすばやくオリゴ糖を利用できるのです。

母乳に含まれるオリゴ糖はガラクトースとグルコースという単糖（基本となる糖）がくっついた乳糖が基本骨格となり、それに他のさまざまな糖類がくっついてできています。

母乳に含まれるオリゴ糖はミルクオリゴ糖類と呼ばれ、その種類は１００種類以上もあります。

このミルクオリゴ糖類がビフィズス菌を増やして、誕生したばかりの乳児を守ることは、すべての哺乳類で共通です。

ビフィズス菌は乳酸と酢酸を作り、赤ちゃんの腸を酸性にし、病原菌の侵入を防ぎます。乳酸菌が増えているヨーグルトが腐りにくいのと同じことです。

やがて、赤ちゃんは離乳をして野菜、穀類、肉、魚、卵などを食べるようになります。すると、ビフィズス菌はすぐに減ってしまいます。

その代わりに増えてくるのは酪酸菌です。酪酸菌の作る酪酸は赤ちゃんの免疫を発達させ、全身に炎症が起きないようにコントロールします。

ですから、本当は**ビフィズス菌より酪酸菌の方が私たちの体には大事なのです。**

当然、酪酸菌を増やせば新型コロナにも、インフルエンザにも感染しなくなります。

酪酸菌が増えていれば高齢になっても、インフルエンザや新型コロナの心配をする必要はないのです。

悪い腸内フローラはさまざまな病気を起こす

子供の時から抗生物質を頻繁に摂っていると、酪酸菌はすぐに死滅してほとんどいなくなります。また、ビフィズス菌も抗生物質に弱い細菌で、簡単に死滅します。

お医者さんで患者の病気の見立てができない人は、やたらに抗生物質を出します。

万が一、重症化しないように安全を期すのです。

お医者さんのこのような診療が、酪酸菌を減らすと、次のような病気を起こす可能性が生じます。

もちろん、すべての人が病気になるわけではなく、これらの病気になる人は運が悪いとも言えます。

しかし、**これらの病気を起こす原因は「医師による抗生物質の処方」とそれによる「大腸の酪酸菌の減少」の結果なのです。**

大腸の酪酸菌が減少すると起こる主な病気：
花粉症、喘息、アトピー性皮膚炎、食物アレルギー、ペットアレルギー、便秘と下痢症、痔、関節リウマチ、潰瘍性大腸炎、多発性硬化症、膠原病、パーキンソン病、うつ病、パニック障害、自律神経失調症、睡眠障害、発達障害

コロナは花粉症、うつ病と同じ疾患

新型コロナの重症化は免疫の暴走であるサイトカインストームで起こると説明しました。

新型コロナによるサイトカインストームは、感染部位にマクロファージなどによって炎症性サイトカインが大量に放出される炎症です。

花粉症は鼻と目に花粉がつき、これがマスト細胞（獲得免疫の細胞）表面の抗体についてマスト細胞からヒスタミンを放出させる炎症です。

うつ病はストレスによって脳の一部の細胞が壊れて、ダメージ関連分子パターン（DAMPs）となり、脳の血管などの細胞のDAMPs受容体（自然免疫の受容体）に伝えられて起こる炎症です。

新型コロナの重症化、花粉症、うつ病は炎症のタイプは違いますが、免疫系が起こす炎症です。Ｔレグ細胞はこれらの免疫系が起こす炎症を抑えます。

そもそも、大腸の酪酸菌が増えていれば自然免疫が強くなっていますので、ウイルスは感染するとすぐに殺されて、症状がでません。

万が一、新型コロナの炎症が肺などに広がった場合でも、大腸の酪酸菌を増やす食物繊維をたくさん摂っておけば、重症化しないのです。

コロナにならない生活習慣

これまで説明してきたように、新型コロナにならないためにはＮＫ活性を常に上げておくこと、組織に配置されるＴレグ細胞の数を増やしておくことです。

ＮＫ活性を上げるには具体的にどうしたらよいのでしょうか。多くの先生方が免疫力の上げ方（＝ＮＫ活性の上げ方）に関する本を出版しています。

免疫学が専門の奥村康博士は免疫力を上げる生活習慣として『大丈夫！　何とかなります　免疫力は上げられる』（主婦の友社）を出しました。矢﨑雄一郎医師は『免疫力をあなどるな！』（サンマーク出版）で特に食について説明しています。

藤田紘一郎博士は免疫力の上げ方について腸内細菌から説明する多くの本を書かれています。免疫学が専門の宮坂昌之博士は『免疫力を強くする　最新科学が語るワクチンと免疫のしくみ』（講談社）で免疫力の上げ方を説明しています。

この他にも多くの先生方が「免疫力の上げ方」を伝授する本を出しています。

ここに挙げた４名の先生は全員、以下の３つの習慣を上げています。

１）　軽い運動をする（強い運動はダメ）。
２）　温めのお風呂に入る。
３）　ストレスを受けないように工夫する。

また、奥村康博士、矢崎雄一郎医師、藤田紘一郎博士は腸内フローラが免疫力を上げる決め手になるので、腸内フローラを良くする食べ物を摂ることが重要だと指摘しています。

これらの４名の他に、本間真二郎医師は腸内フローラに注目して食べ物で病気を治す診療をしており、『感染を恐れない暮らし方』（講談社ビーシー／講談社）を書かれています。

栗原、矢崎、藤田、本間の先生方以外にも多くの方が腸内フローラで病気を治すことに挑戦しています。

ところが、これらの先生方が説く「腸内フローラで免疫力」を上げる方法は、いったいなんなのかさっぱり分かりません。

「納豆がよい」
「ヨーグルトがよい」
「キノコがよい」

「玄米がよい」
「砂糖はだめ」
「白米はだめ」
「ブロッコリーがよい」

など いろいろな〝良いもの〟、〝悪いもの〟が書かれています。

いったいそれらは腸内フローラにどのように影響し、〝なぜ良いのか〟、〝なぜ悪い〟のか、科学的理由はまったく書いてありません。

ほとんどの学者や医師が腸内フローラについて語る時、具体的説明をしていないので、さっぱり分からないのです。

いや、具体的説明をしてないのではなく、説明ができないのです。

では、説明のできないことをなぜ語るのでしょうか。実に、愚かなことをしています。

学者や医者がこういう状態ですから、その本を読み、テレビなどで彼らの話を聞く皆さんは、大変混乱していることでしょう。

「腸内フローラを良くするには、酪酸を増やす食物繊維（フラクトオリゴ糖）をたくさん食べることです。そうすれば免疫力が上がります」

きわめて簡単なことです。

さらに、大腸の酪酸を増やせば血流がよくなります。

「軽い運動と温めのお風呂」は、血流をよくして免疫力を上げます。

ですから、**大腸の酪酸を増やせば、軽い運動も温めのお風呂も必要ありません。**もちろん、軽い運動とお風呂はリラックスできますから、これらをすることは良いことです。

さらに、大腸の酪酸を増やせば脳の炎症が抑えられてストレスが軽減されます。

ですから、**大腸の酪酸を増やせばストレスを軽減するための努力も必要ありません。**

私の結論は、「大腸の酪酸を増やすだけで免疫力は上がる。その他は不要」です。

つまり、コロナにならない生活習慣は「大腸の酪酸を増やす食物繊維をたくさん食べる」ことです。

食物繊維をたくさんとることが唯一の予防

大腸の酪酸を増やす食物繊維とはいったいなんなのでしょうか。

食物繊維はいろいろあります。

片栗粉もでんぷんという広い意味の食物繊維ですが、胃と小腸で分解されますので、糖質に分類されます。ただし、でんぷんの一部はレジスタントスターチと呼ばれ胃と小腸で分解されずに大腸に達します。レジスタントスターチは食物繊維に属しますが、酪酸菌をほとんど増やしません。

胃と小腸で分解されないものが〝食物繊維〟とされています。

植物の固い繊維であるセルロースは食物繊維ですが、酪酸菌は増やしません。

リンゴを煮ると煮汁は固まりますが、固まるものはペクチンです。ペクチンも酪酸菌は増やしません。

牛乳、ヨーグルトにはガラクトオリゴ糖などのミルクオリゴ糖類が入っています。これも食物繊維です。ミルクオリゴ糖類はビフィズス菌を増やしますが、酪酸菌は増やしません。

小麦ふすまや米ぬかに含まれるアラビノキシランは酪酸菌を増やしません。キノコや麦類などに含まれるβグルカンも酪酸菌を増やしません。コンニャクに含まれるグルコマンナンは大腸でほとんど分解されず、当然、酪酸菌は増やしません。

海藻の食物繊維は体によいと言われますが、寒天、アルギン酸などは酪酸菌を増やしません。海藻のネバネバ成分フコイダンは酪酸菌をわずかに増やします。その他の海藻に含まれる食物繊維（βグルカン、セルロースなど）も酪酸菌を増やしません。

大豆は健康によい食品と考えられています。大豆にはラフィノース、スタキオースなどのオリゴ糖が少量含まれますが、酪酸菌はほとんど増やしません。

多くの植物の細胞壁に含まれるアラビノガラクタンは酪酸菌を増やします。カラマツから抽出されたものがサプリメントなどとして利用されています。

ゴボウ、キクイモ、ヤーコンなどのキク科植物の根に多量含まれるフラクトオリゴ糖類は酪酸菌を増やします。フラクトオリゴ糖類はネギ、タマネギ、ニンニクなどの

ネギ属にも含まれます。タマネギを食べるとおならがたくさん出るのは酪酸菌が増えるからです。

まとめると、ゴボウ、タマネギ、ニンニク、ネギなどをたくさん食べると大腸で酪酸菌が増えます。

毎日これらの野菜をたくさん食べれば、コロナにならない体質になります。

毎日、ゴボウ１／２本、タマネギ１個を食べる程度が現実的でしょう。

自然免疫が働けば１日でコロナが治る

カフェ５００のお客さんは酪酸菌を増やす食物繊維を摂って大腸の酪酸菌を増やしていますが、ほぼすべての方が、「風邪やインフルエンザにかからなくなった」「熱が出ることがなくなった」「傷がすぐ治る」と言います。お客さんはほぼ全員、自然免疫が上がっていると言えます。

感染した部位で自然免疫が働いて、風邪やインフルエンザのウイルスを殺してしまうために、風邪やインフルエンザにかからなくなっているのです。

新型コロナウイルスに対する抗体は獲得免疫系がなかなか作り始めないというデータが報告されています。

私たちの体は自然免疫で撃退できるウイルスだと判断して、なかなか抗体を作らないようです。

これに対して、インフルエンザウイルスに対する抗体はすばやく作られます。

新型コロナウイルスはほとんどの人で自然免疫で処理できる病原体なのです。

大腸の酪酸菌が増えていれば、自然免疫で簡単に撃退できるウイルスなのです。

乳酸菌や発酵食品ではコロナを撃退できない

乳酸菌はヨーグルト、漬物に入っている乳酸をつくる細菌です。ブドウ糖などから乳酸を作ると酸性が強くなって他の微生物は生育できなくなります。

前著『花粉症は1日で治る！』（自由国民社）に書きましたが、**私たちが食べることができる細菌はグラム陽性細菌というグループだけ**です。その他の細菌は毒性物質を作ります。ただし、グラム陽性細菌でも毒性成分をつくるものは食べられません。乳酸菌はグラム陽性細菌ですので、食べることができます。発酵食品には乳酸菌しか増えていませんので、まったく毒性はないのです。

ところが、乳酸菌は食べても胃で胃酸によってほとんど死んでしまいます。

乳酸菌は本来、大腸や小腸でわずかにしか増殖しない細菌ですので、健康効果はまったくないのです。

皆さんも、「乳酸菌は体によい」とか「免疫力を上げる」と記憶していると思いますが、これはまったくのでたらめです。

ヨーグルトが体によいのは、乳酸菌でなく、含まれるタンパク質やオリゴ糖が健康によいのです。

私は以前、乳酸菌が体によいことが証明されているか確かめるため、網羅的に文献検索をしてみましたが、有効性を証明する論文（メタアナリシスを含む論文）は見つかりませんでした。

ヨーグルトを毎日多めに摂っていると、その栄養成分によって免疫力は上がりますが、酪酸菌を増やす食物繊維を摂るほうがはるかに免疫力は強くなります。

カフェ500のお客さんでも、「インフルエンザを予防するというヨーグルトを摂っていたが、インフルエンザになったのでやめた」という方がたくさんいました。

これに対して、酪酸菌を増やす食物繊維を摂っている方たちは、口をそろえて「風邪やインフルエンザにならなくなった」と言います。乳酸菌やヨーグルトでは新型コロナは防げないのです。

自然治癒力が高いか調べてみよう（「あなたはコロナで生き残れるか！」判定シート）

あなたが新型コロナの流行で生き残れるかは、大腸の酪酸菌の量で決まります。

酪酸菌が多ければ、風邪やインフルエンザには全くかからなくなります。
毎日熟睡できて朝は疲れを感じません。
便は野生動物のように固くてコロコロになって、悪臭を放ちません。
蚊に刺されても腫れないので蚊にさされたことに気が付かなくなります。
傷ができてもほとんど痛みは感じず１～２日で完治します。

肌はいつもつるつるで、保湿クリームなど塗らなくても荒れることはありません。血流がよくなるため手足の冷えはほとんど感じません。冬の冷たい水に触っても冷たいと感じなくなります。

以上の体調変化は皆さんが気付きやすいものです。これを判定シート（図11）にしてみましたので、8項目をチェックして点数を合計してください。

合計点が2点以下であれば、大腸の酪酸菌は非常に多いです。皆さんの中には2点以下の人はまったくいないと思います。

おそらく、ほとんどの方は16点以上でしょう。ほとんどの方の腸内フローラは非常に悪く、本来持っている免疫力を持っていないのです。

ところが、カフェ500のお客さんで酪酸菌を増やす食物繊維をたくさん摂っている方は、全員0点になります。

酪酸菌が多いと、蚊にさされても腫れないので、蚊にさされたという記憶はないの

図 11 「あなたはコロナで生き残れるか！」判定シート

（大腸の酪酸菌が多いかどうかのチェックシート）

風邪の頻度	１年に数回 風邪をひく ３点	数年に1回程度 風邪をひく ２点	風邪は 何十年もひいていない ０点
便の質	便は柔らかめで 下痢することもある ３点	便はバナナのような固さで 稀に下痢をする ２点	便は固くて ほとんど下痢をしない ０点
便の臭い	便はいつも いやな臭いである ３点	便は臭いが いやな臭いではない ２点	便は少しバターのような 酪農臭がする ０点
睡眠の質 治り方	いつも眠りが浅く 朝は疲労感がある ３点	眠りは浅いが 朝は疲労感がない ２点	いつも熟睡できる ０点
傷などの	傷ができると いつまでも治らない ３点	傷の治りは 普通だと思う ２点	傷は 1〜2 日で 完治する ０点
虫刺され	よく蚊に刺され いつまでも痒みが続く ３点	よく蚊にさされるが 痒みはすぐ消える ２点	蚊にさされたことが ほとんどない ０点
肌の状態	肌はがさがさで 水洗いで荒れる ３点	肌はがさがさではないが 水洗いで荒れる ２点	肌はつるつるで 水洗いで全く荒れない ０点
冷え症	自分は 冷え症だと思う ３点	冷え症だとは思はないが 冬は手足が冷える ２点	全く冷え症だと 感ずることはない ０点

判定

合計点	大腸の酪酸菌の量
0〜2 点	大腸の酪酸菌が非常に多く、新型コロナの症状はでない
3〜12 点	大腸の酪酸菌は標準的で、新型コロナの症状はでるかもしれない
13〜24 点	大腸の酪酸菌は少ないので、新型コロナに感染すると重症化する可能性がある

です。皆さんは信じられないかもしれませんが、本当に蚊にさされても腫れないのです。

もちろん、私も0点です。

第4章

世界を救う「コロナのくすり」

期待されている薬は新型コロナの特効薬ではない

皆さんはすでに現在期待されているコロナの薬の名前を暗記していることと思います。

レムデシビル（新型コロナの治療薬として承認されている）とアビガン（アビガンは商品名で正式名はファビピラビル）はよく知っているでしょう。コロナウイルスの遺伝子は、A,G,C,Uという塩基（遺伝子の基本単位）が繋がって増えますが、レムデシビルとアビガンは塩基の偽物で塩基のように遺伝子に入り込んで伸長を止めます。

レムデシビルとアビガンを体に取り込むと、全身に広がります。ウイルスが感染している肺など以外にもいたるところに散らばります。

そうすると、これらの薬品の濃度は肝心な臓器では低くなりますので、体に少量を入れてもほとんど効果はないのです。

体に大量に入れれば効果はでますが、腎臓や肝臓がやられますので、できないのです。

実際に、医療現場ではこれらの薬品を使い続けた結果、「効果は疑わしい」という結論になりつつあります。

皆さんは、エイズの薬、喘息の薬、関節リウマチの薬が有望であるということも聞いていると思います。

エイズの薬であるロピナビル・カテナビル混合物（商品名：カレトラ）はエイズウイルスの増殖を抑制することから、コロナにも効くのでは、と期待されました。実際に使用してみると効果はないという結論になりました。

喘息の薬は、シクレソニド（商品名：オルベスコ）というものが試験さています。これはステロイド吸入薬です。ステロイドは炎症を強く抑えますので、肺に直接注入すれば肺の免疫の暴走であるサイトカインストームを抑える可能性は高いと思います。

ステロイド剤としては、あまり話題にならなかった飲み薬のデキサメタゾン（商品名：デカドロン）は臨床試験が行われ、有効性が認められ新型コロナの治療薬として承認されました。

しかし、ステロイドは炎症を抑えることができますが、免疫力を下げて併発する肺炎の原因となる細菌を増殖させてしまいますので、慎重に使わなければなりません。

関節リウマチの薬はトリシズマブ（商品名：アクテムラ）が試験されています。トリシズマブは炎症性サイトカインとして炎症の初期に放出されるサイトカインIL-6の作用を阻害する抗体です。

IL-6が作用するレセプターにくっついて、炎症を起こす作用を抑えます。

しかし、新型コロナでサイトカインストームが起きた時には大量のIL-6が作られますので、少量の抗体では太刀打ちできません。

軽症な時にトリシズマブを体に注入して予防することは有効でしょう。

しかし、この薬剤は非常に高価（1回の点滴の薬価は7万円以上）で膨大な数の軽症者に使用することには問題があります。

以上のように、現在、臨床試験が行われている薬剤はほとんど役に立ちそうにないものばかりです。

ＰＣＲ検査、抗原検査、抗体検査について知っておこう

新型コロナウイルスの存在の確認はＰＣＲ（ポリメラーゼチェインリアクション）という方法で行われています。

この方法を使えば、私たちの1個の遺伝子も簡単に1時間ほどで100万倍に増やすことができます。

ＰＣＲの方法では、サンプルに増やしたい遺伝子が含まれていても、遺伝子の量が少ないと増えないことがよくあります。また、遺伝子が存在しなくても間違って関係

のない遺伝子が増えることもしばしば起こります。

さらに、大変なのは、新型コロナウイルスはＲＮＡという遺伝子でできていて、ＲＮＡからＤＮＡに変換して増やすのですが、ＲＮＡが非常に壊れやすいので、間違って陰性にでることも多いのです。

ですから、ＰＣＲの陽性、陰性の判定は7割程度の正確性であると考えてください。

2回サンプルを摂って2回とも陽性であれば、間違いなく〝陽性〟でしょう。

PCR（ポリメラーゼチェインリアクション）の具体的手順

私たちの遺伝子はA、T、C、Gの4種類の塩基から構成されます。

5'AGCTTCCATATGGGAAATATTCGGACGGCTTTATATCGCGGGCATTCTATTCTTCAT3'
3'TCGAAGGTATACCCTTTATAAGCCTGCCGAAATATAGCGCCCGTAAGATAAGAAGTA5

私たちに上のような遺伝子があったとします。遺伝子には先頭と尻尾があって、先頭は5'と呼ばれ、尻尾は3'と呼ばれています。遺伝子はAとTがくっつき、CとGがくっつきます。上の鎖と下の鎖はくっついて1本の鎖になっています。すべての遺伝子はこのような2本の鎖でできています。また、この鎖はDNAと呼ばれることもあります。PCRでは、この塩基が互いにくっつく性質を利用して遺伝子を増やします。

最低10個くらいの塩基がくっつけばその後ろの部分はDNAポリメラーゼ（DNAを伸ばすという意味）という酵素で増やすことができます。ここでは10個の短い塩基がくっつくDNAを2種類合成して、この部分全体を増やします。

ひとつは、5'AGCTTCCATA3'という断片を合成します。これは、この遺伝子の下の鎖の左端にくっつきます。

もう一つは、反対の端ですので、上の鎖の右端は5'TATTCTTCAT 3'となっていますが、DNAポリメラーゼは5'から3'方向に伸ばしますので下の鎖の3'ATAAGAAGTA5'という断片を合成すれば、上の鎖の右端にくっつきます。

遺伝子と短いDNA2種類を加えた反応液に耐熱性のDNAポリメラーゼを加えて下のような処理をします。

95℃ほどの熱をかけると、2本の鎖がはなれて、それを冷やすと下のようにくっつきます。その後DNAポリメラーゼが働き、遺伝子は4本の鎖に増えます。

・・・・・・・・・・・・・・・・・・・・・・・・・・・・・・・・3'ATAAGAAGTA5'

5'AGCTTCCATA3'・・・・・・・・・・・・・・・・・・・・・・・・・・・・・・・

↓

これを30回くらい繰り返す

↓

遺伝子は100万本以上に増えるので、さまざまな方法で定量できます以上、説明したPCR法はサンプルを取った部位にウイルスの遺伝子があるかどうかを判定する方法です。現在は唾液を使って検査されています。

PCR検査以外に抗原検査と抗体検査という専門用語をよく耳にすると思います。抗原検査はサンプルを取った部位にウイルスのタンパク質があるかどうか調べる方法で、PCR検査（約2時間）より約20分という短い時間で行うことができます。抗原検査の検出感度はPCR検査と同程度ですので、PCR検査の代わりに利用されることになると考えられます。

抗体検査はそれぞれの個人にコロナウイルスの表層タンパク質に対する抗体があるかどうかを調べる検査です。

抗体があればこれまでに感染したことになります。しかし、「体内に作られた抗体はほとんどの人で数か月で消失する」ことが明らかとなっています。

抗体が無くても感染しているかもしれないのです。一方、感染初期に自然免疫でコロナウイルスを撃退した強靭な免疫力を持っている人にも抗体はできません。

ですから、**抗体が「ある」「ない」は「感染しやすさ」「感染しにくさ」となんの関係もない**のです。

抗体検査を行う必要性はまったくありません。

ワクチンには期待できない

世界中の政治家と医療関係書はパンデミックはワクチンができれば終息すると言っています。

前にも書きましたが、有効なワクチンができる可能性は非常に低いのです。

コロナウイルスは遺伝子の変化が激しくて、常に変化しています。

一度作ったワクチンは変化したウイルスには効かなくなります。

ウイルス側からみるとワクチンが効いているウイルスは増殖できませんが、変異（遺伝子の変化）が入れば増殖ができるようになるので、自然に変化するのです。コロナウイルスの変化とワクチン開発はいたちごっこになってしまうのです。

ですから、初めからワクチンを開発するのはばかばかしいことなのです。政治家と医療関係者は、なにか対策を提案しなければならない立場にいますので、話を打ち上げているだけなのです。

「ワクチンが作られるから大丈夫だ」などという幻想を抱いてはいけないのです。

さらに、人の側では一度感染してできた抗体が数か月で消えてしまうのです。抗体が消えれば、その時には、また感染して同じような症状がでてしまう可能性があるのです。

インフルエンザの感染を抑えようとして、インフルエンザワクチンを打ってもらっている方が大勢いますが、ほとんど感染を抑えられていません。

コロナウイルスもインフルエンザも遺伝子の変化の激しいウイルスです。
「ワクチンは基本的に効かない。では、対策をどうしようか？」と考えてください。

一刻も早く無症状化法を確立することが人類の最大の課題

政治家も医療関係者も、新型コロナウイルスが感染しても無症状化または無感染化する方法の開発に重点を置くべき状況です。

しかし、彼らはそれに気が付いていないのです。

人類は、歴史上のほとんどの感染症で「感染予防対策」、「特効薬開発」、「ワクチン開発」で対処してきたので、それ以外の方法を創造することができないのだと思います。

しかし、この１００年間に出現したウイルスによる感染症はすべて「特効薬開発」と「ワクチン開発」では対応できなかったのです。

「人の体質改善による予防」について有効性を認め、研究を進めていただきたいと切に思うのです。

今回の新型コロナウイルスによるパンデミックはこの方法以外に解決の途はないのです。

コロナを無症状化できれば感染予防対策は不要

「人の体質改善によるウイルスの感染制御」が科学的に解明され、手法が確立されれば、人類は将来どのようなウイルスが出現してもなんなく乗り越えることができるようになります。

人口の半分の人の「体質改善」が成功すれば、ほとんど感染は広がらないでしょう。「体質改善」が科学的に解明されれば、理解してくれる人々は増え、パンデミックは簡単に制御できるようになるのです。

当然、**国民の「体質改善」が進めば、感染症が発生しても社会生活はそのまま維持できるのです。経済的問題は一切発生しません。**

さらに、**国民の「体質改善」が進めば、医療費は大幅に削減されていく**でしょう。

「体質改善によって感染症を防ぐ」科学研究は壮大な明るい未来につながるのです。

コロナの特効薬はすでにできていた

私の主張は**「大腸の酪酸菌を増やせば新型コロナは無症状化または無感染化できる」**です。

もちろん、今後の研究の結果もっとよい方法が見つかるかもしれませんが、現時点では最高の方法だと考えています。

第3章の「食物繊維をたくさんとることが唯一の予防」という項目で食物繊維の種類を説明しました。

植物、キノコ、海藻などにはさまざま食物繊維が含まれています。

これらの中で、植物の貯蔵物質であるフラクトオリゴ糖類と植物の細胞壁の成分であるアラビノガラクタンだけが大腸の酪酸菌を強力に増加させる食物繊維です。

この2種の食物繊維には、摂取するとアレルギーなど免疫疾患が改善されるという多くの報告があります。

私は第3章では「毎日ゴボウ1／2本とタマネギ1個を食べてください」と書きましたが、これをずっと続けることはなかなか大変なことです。

したがって、サプリメントとしてフラクトオリゴ糖類かアラビノガラクタンを摂ることが「現実的体質改善法」となります。

アラビノガラクタンは高価な物質で実際に使うのは問題があります。

フラクトオリゴ糖類は非常に安価な食物繊維でこれを利用することが現実的でしょう。

フラクトオリゴ糖類を1日10～30g摂れば次の日に大腸の酪酸菌は5倍くらいに増えます。

世界を救う「コロナのくすり」

フラクトオリゴ糖は砂糖（ブドウ糖と果糖が繋がった2糖）に果糖（フラクトース）が1個から10個程度ついた糖です（図12）。果糖が50とか100とか大量についたものはイヌリンと呼ばれます。大腸で酪酸菌を増やす力が強いものは果糖の数の少ないものです。

図 12　フラクトオリゴ糖の構造

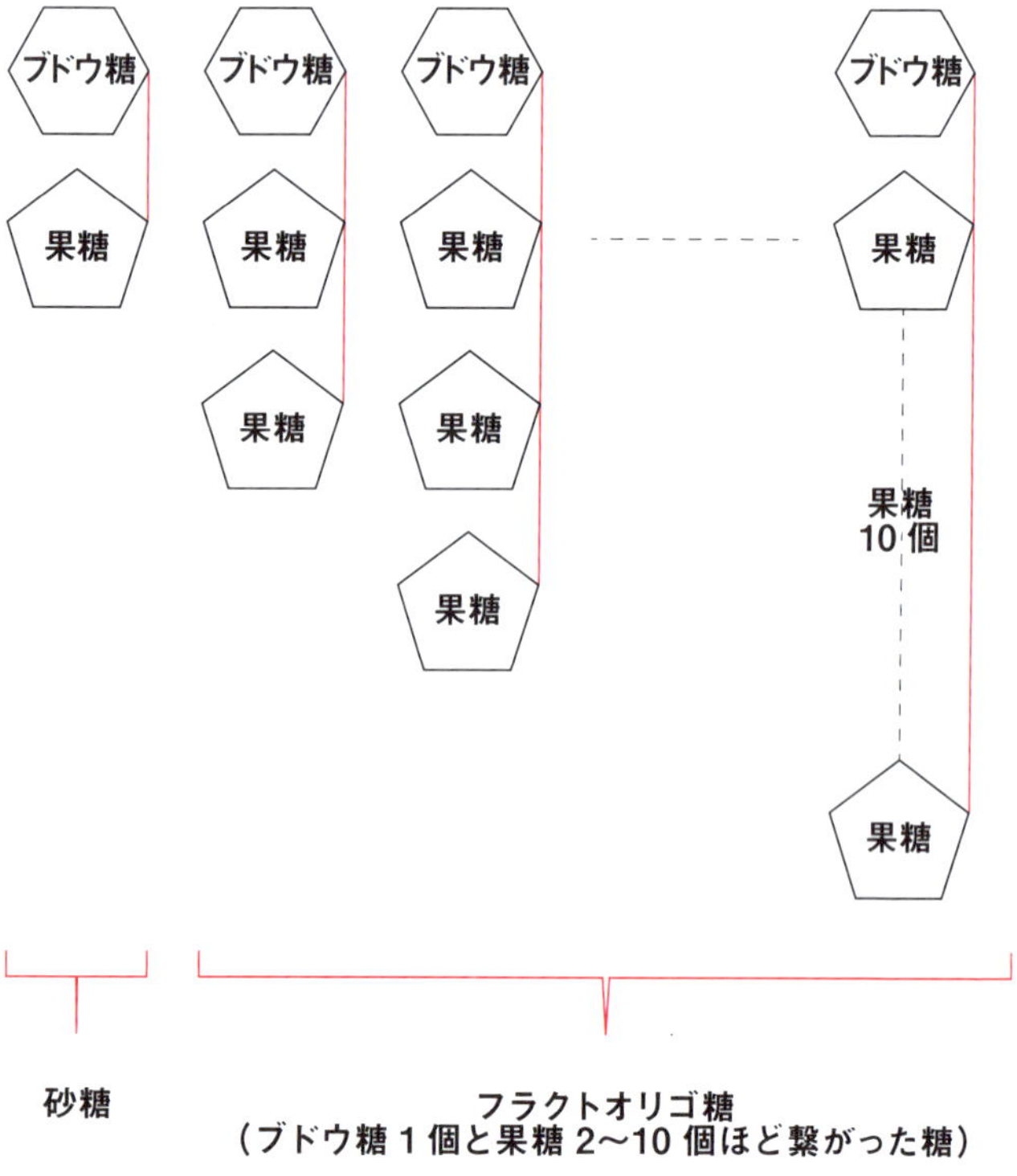

私は「酪酸が増えるとアレルギーと自己免疫疾患がすぐに治る」ことをフラクトオリゴ糖を用いて確認しました。

フラクトオリゴ糖をたくさん食べると大腸で酪酸菌が増えることについては、たくさんの論文が発表されています。これは科学的に間違いのない事実です。

それでは「酪酸菌が増えるとアレルギーと自己免疫疾患が治る」ことを、どう証明したらよいか。

この真偽を確かめるため、私は経営するカフェ500でフラクトオリゴ糖を販売して実際の人で確かめたのです。

2018年1月から近隣の人に販売をしていて、アレルギーと自己免疫疾患に効くことを確かめてありましたが、ネットでも販売を始めました。

すぐに、近隣の方からの口コミで全国に伝わり、北海道から沖縄までの多くの人が使うようになりました。

使用者には、「なんの目的で、どうなったか」を可能なかぎり聞き取りしました。多くの人から聞き取りで結果を確認しました。

最終的に私は、「酪酸菌が増えるとアレルギーと自己免疫疾患とその他の多くの不調が改善する」と結論づけたのです。

私は学者ですので、数千人の人体実験と聞き取りという科学的でない方法では問題があることは知っています。

しかし、**病気や体調不良をもつ人にとっては、治ればよいだけ**です。

科学論文を書くわけではありません。**ただ一人でも多くの病気や体調不良を治したいだけだったのです。**

大腸で酪酸菌が増えると、うつ病、自律神経失調症などの精神疾患も治ることが確認できました。

最終的に、私は「大腸で酪酸菌が増えるとTレグ細胞が増えて全身の炎症が抑えられる」と結論づけました。

それでは、大腸の酪酸菌を増やすと新型コロナにはどのような影響があるのでしょうか。

患者は病院にいますので、私は接触ができません。いくつかの病院にも相談しましたが、断られました。

そのような状況が続き、少しいらいらしていた時、奇妙な症状を見ました。

フラクトオリゴ糖を摂っている人で新型コロナになったという話はありませんが、カフェ500のお客さんでフラクトオリゴ糖利用者の3名が新型コロナにしか起こらない症状「コロナのつま先」(手足の指がしもやけ状に赤く腫れる)を呈していたのです。

この方たちは「コロナのつま先」以外の症状はなく、家族で症状が出た人もいませんでした。この方たちとご家族は皆フラクトオリゴ糖を摂って酪酸菌を増やしている人たちです。

フラクトオリゴ糖を摂っている人は、ほとんどの人が風邪、インフルエンザの症状が全く出なくなります。このことは、フラクトオリゴ糖利用者ほぼ全員が言います。
現在、フラクトオリゴ糖を摂ることによって大腸の酪酸菌を増やしている人は数万人いますが、正確ではありませんが、一人もコロナウイルス陽性者はいないと思います。
理屈では、「大腸の酪酸菌が増えれば自然免疫が上がり、感染が強く抑えられることから新型コロナウイルスは感染しない」ということです。

実際に証明するには、軽症者と中等症の方にフラクトオリゴ糖を摂ってもらって、どうなるか確認すれば酪酸菌の作用が分かります。これらの方が数日で無症状となれば無症状化したことになります。
しかし、現状では確認はできない状況です。

フラクトオリゴ糖はネットで検索すればすぐに見つかります。最近では、スーパーマーケットでも販売しているところがあります。

ただし、気を付けることがあります。

プラスチックボトルの容器に入っている液体の商品には、大量の甘味成分が入っています。

これを毎日数十グラム摂っていると、摂るたびに血糖値が急上昇します。血糖値の乱高下は血管を傷つけたりして悪影響があります。

できれば、粉末で純度の高いものを入手してください。

粉末のものでも、安価で販売されているものには砂糖が大量に含まれている商品がありますので気を付けてください。

驚異の酪酸菌パワー

大腸で酪酸菌が増えるとさまざまな事が起こります。以下は私が数千人の方から聞き取りを行って明らかとなった体調変化です。

「いつもリラックスできる」
「体の疲労感、痛み、痒みがなくなる」
「冷え症がよくなった」
「かかとのがさがさがなくなった」
「血管が太くなった」
「肌がつるつるになった」
「肌の湿疹やニキビができない」
「肌のシミ、シワができない」
「ぐっすり眠れて、目覚めがよい」
「傷が腫れなく、すぐ治る」
「虫にさされても腫れない」
「記憶力がよくなる」

また、図13に示したものは、数千人の方からの聞き取りで明らかとなった改善された症状です。

図13　大腸で酪酸菌が増えると改善される症状

作用メカニズム	改善される症状
酪酸が体の炎症を抑える	花粉症、アレルギー性鼻炎、喘息、アトピー性皮膚炎、蕁麻疹、食物アレルギー、ペットアレルギー、光線過敏症、金属アレルギー、寒暖差アレルギー、痔、リウマチ、潰瘍性大腸炎、うつ病、パニック障害、自律神経失調症、睡眠障害、過敏性腸症候群、糖尿病、肌のシミ・シワの抑制、虫刺されによる腫れの抑制
酪酸は大腸と回腸からインスリンを放出させるホルモン GLP-1を放出させる	糖尿病
酪酸は大腸細胞のエネルギー源になって大腸細胞を元気にする。	便秘、下痢、骨粗しょう症
免疫系への作用	風邪およびインフルエンザの無症状化または無感染化
作用は分からないが、改善される症状または作用	肌水分が上がりつるつるになる、血流をよくして冷え症を改善、記憶力がよくなる、目覚めがよくなる、血管が太くなる

このような症状改善だけでなく、健康な状態で100歳以上まで長生きしている人はすべて大腸の酪酸菌が多いことも明らかとなっています。

「コロナのくすり」で新型コロナは世界から消える

フラクトオリゴ糖を摂って大腸の酪酸菌が増えている人が人口の8割以上になれば、新型コロナウイルスは増殖する場所にたどりつきにくくなります。

一人のコロナウイルス感染者が他の人に移す数は実効再生産数と呼ばれ、さまざまなウェブサイトで掲載しています。日本の場合、これまでのいかなる期間でもその数は常に2以下です。

人口の8割の人が酪酸菌を増やしている場合、全員が酪酸菌を増やしていない場合の実効再生産数を2とすると、0・4になります。

つまり、一人の感染者は0・4人にしか伝染させないのです。感染者の感染させる期間が2週間とすれば、6カ月後には感染者は0・4の13乗≒0・000007になります。

つまり、10万人の感染者がいた場合、6カ月後には約0・7人の感染者になります。

1年以上経てば、酪酸菌を増やしている人の割合が8割の国では新型コロナウイルスは消滅します。

理論的には6割の人が酪酸菌を増やしていれば、時間はかかりますが、ウイルスは消滅します。

実は、実効再生産数は2より低いので、酪酸菌を増やしている人の割合はもっと少なくてもウイルスは消滅します。

肥満対策もパンデミック対策の一つ

肥満の状態では体全体に慢性的な炎症が起こっていますので、コロナウイルスの感染と重症化を防げない可能性が高くなります。

肥満を解消するには糖質制限を行うことがいちばん楽です。

なぜかというと、**糖質制限を行うと一日中空腹感が無くなる**からです。

空腹感がないと、食べる量が減りますので、1か月で1～2kgはなんの苦労もなく減るのです。

糖質制限を1年間すれば、なんと10kg以上減るのです。ただし、やせ型の人はこんなに減りません。

図14　体重60kgの男性の体内に含まれるブドウ糖の量

臓器など	各臓器の重量と含まれるブドウ糖含量	各臓器のブドウ糖重量
肝臓	約1300g×4%	約52g
筋肉	約20000g×0.7%	約140g
体液	約30000g×0.1%	約30g
合計		約220g

それでは、糖質制限でなぜ空腹感がなくなるのか、説明いたします。

体内に存在するブドウ糖の量は体重60kgの男性で約220gです。ブドウ糖220gは880kcalです。男性の1日の必要エネルギーは約2500kcalですので、体内に存在するブドウ糖では8時間しかもちません。

ところが、脂肪は普通の体型の男性で10000g以上存在しますので、これは90000kcalとなり、36日分のエネルギーとなります。

脂肪酸を分解して作られるエネルギー源

がケトン体（3-ヒドロキシ酪酸、アセト酢酸などの総称）です。脂肪酸は血液に溶けませんので、私たちは脂肪酸を血液に溶けるケトン体に変えて、血液中に流しています。

ですから、人は基本的にエネルギー源としてブドウ糖を使いますが、足りなくなった場合はケトン体を使うようにできています。

糖質を1日200g以上摂取しているとケトン体は血液中に30〜100μmol/Lの濃度（物質の濃度は1リットル中の分子の数（μmol/L＝6 x 10^{17}個）で表示します）しかありません。このような食事をしている方がブドウ糖を消費しきってしまってもケトン体濃度は上がりませんので、これではエネルギー不足になります。

つまり、**糖質過剰食を摂っている人は、食後4〜5時間経つと、血糖値が下がりブドウ糖が欠乏状態となることからエネルギー不足になり、強い空腹感を感じます。**この時に、糖質の多い食品をまた摂りたくなります。

糖質過剰食を摂っている人は、脂肪をエネルギー源としてほとんど使っていないのに糖質を摂り続け、余った糖質は脂肪として蓄えられるので肥満になります。

糖質制限をしていると血中ケトン体濃度は５００μmol/L 以上になります。この濃度は糖質過剰食の人の５倍以上です。この濃度では空腹感をほとんど感じません。

糖質制限をしている人は、ケトン体が消費されてもすぐに脂肪が分解されてケトン体が供給される体質になっていますので、糖質制限では１日中空腹感を感じません。ケトン体は脂肪から生産されますので、体脂肪特に内臓脂肪は容易に減少します。

要するに「空腹感は糖質を過剰に摂ることから生ずる」ということです。

図 15　糖質制限による体重の減少

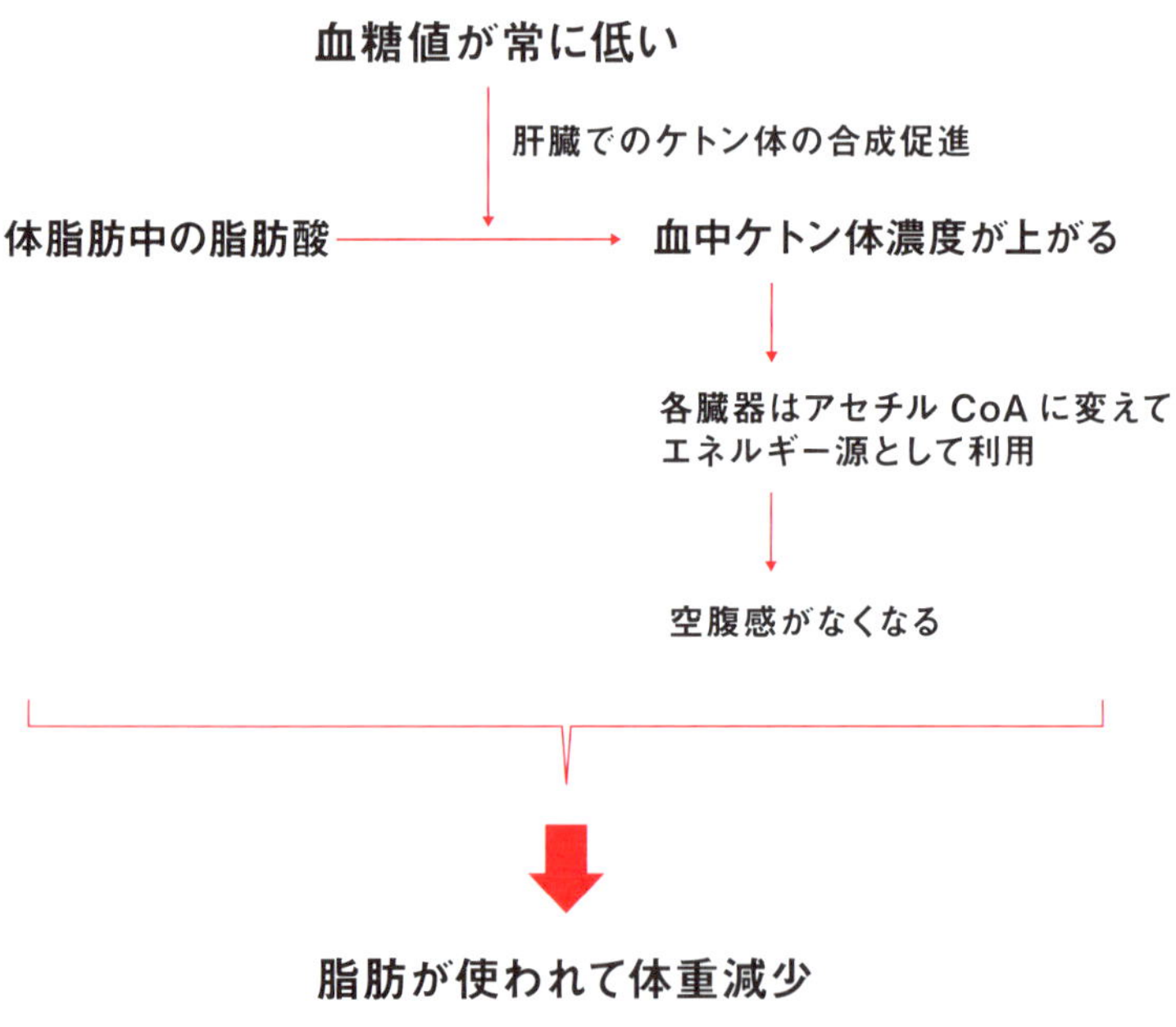
血糖値が常に低い
肝臓でのケトン体の合成促進
体脂肪中の脂肪酸
血中ケトン体濃度が上がる
各臓器はアセチル CoA に変えて
エネルギー源として利用
空腹感がなくなる
脂肪が使われて体重減少

それでは、具体的になにを食べたらよいのでしょうか。

実は、糖質制限は簡単なのです。

ごはん、麺類、芋類、砂糖、シリアル、スナック菓子、スイーツ類、糖分の多い果物、糖質を多く含んだ飲料（糖質を加えた缶コーヒー、清涼飲料水、スポーツドリンク、エナジードリンクなど）、甘酒、ハチミツ、ジュース類（野菜ジュースを含む）などを食べないだけです。

つまり、**基本的に食事では「おかず」だけを食べる**ということです。

ところが、「おかず」だけではカロリーが不足しますので、**高カロリー食品であるチーズ、ナッツ類、豆類を多く食べる必要があります。**

チーズ、ナッツ類、豆類にはビタミン、ミネラル、食物繊維、必須脂肪酸、タンパク質がたっぷり入っていますので、栄養バランスは非常によくなります。

糖質制限食は、人類が農耕文明を作る前の「狩猟採集時代」に食べ続けてきた食事に近いものです。

つまり、**糖質を制限した食事は、人が長い間食べ続けてきたものです。**

なお、人は甘味が非常に好きです。したがって、料理に甘味があると美味しく感じます。糖質制限食では砂糖の代わりに血糖値を上げない天然甘味料のエリスリトールを使って味付けします。エリスリトールを使えば糖質制限のお菓子も作ることができます。

絶大な疾病予防効果を持つ糖質制限

糖質過剰食がさまざまな病気の原因になっているということは、清水泰行医師が『「糖質過剰」症候群　あらゆる病に共通する原因』（光文社）で詳しく説明しています。興味のある方はこちらを参考にしてください。

図16　糖質制限で改善することを確認した症状

- ２型糖尿病
- 高血圧
- 高脂血症特に中性脂肪値の低下
- 脂漏性皮膚炎（頭皮湿疹やマラセチア毛包炎）とニキビなどの皮膚疾患
- 歯周病
- 片頭痛
- 肥満特に内臓脂肪量の低下
- 逆流性食道炎
- 軽度認知障害
- 肥満
- 体のむくみ

図17　糖質制限で予防できる病気

・動脈硬化が原因となって起こる脳梗塞と心筋梗塞

・脳の血流が悪くなって起こるさまざまな認知症

・目の血管の血流が悪くなって起こる緑内障、
加齢黄斑変性、糖尿病網膜症

・耳の血流が悪くなって起こる加齢性難聴

・鼻の血流が悪くなって起こる嗅覚障害

・ストレスとリンパ水腫が原因で起こるメニエール病

・コラーゲンの糖化によって起こる骨粗しょう症、
変形性膝関節症、椎間板ヘルニアなど

・インスリンの過剰分泌から生ずる
靭帯や腱の肥厚が原因で起こる
脊柱管狭窄症、手根管症候群など

私の経営するカフェ500では糖質制限料理講習会を開催しています。講習会には糖尿病、肥満、高血圧、歯周病などで悩まれている方たちが受講してきました。講習会の結果、糖質制限食で図16のような病気や症状が改善することが分かりました。

また、糖質制限食では図17のような病気の予防が可能であると考えております。

皆さんは、糖尿病が糖質過剰が原因で起こることはよく知っていると思います。

実は、70歳以上の方に非常に多い**変形性膝関節症と脊柱管狭窄症もごはん、パン、麺類、菓子類などをせっせと食べ続けることによって起こる**のです。

認知症も糖質過剰が原因です。軽度認知障害の方に糖質制限食に変えてもらうと、驚くほど認知機能が改善します。

いずれにせよ、高齢になって起こる糖尿病、変形性膝関節症、脊柱管狭窄症、認知症になった方は、自らの悪い食習慣の結果なので、自業自得なのです。

糖質過剰により肥満となり、生活習慣病になる。さらに、新型コロナに殺される可能性を高めているのです。

高齢者の健康をサポートしたい（私のこれまでの歩み）

私は、２０１６年3月、定年まで2年ありましたが東京大学を早期退職しました。私自身も高齢者の一員になりましたが、なんとか高齢者の生活をサポートしたいと考えたのです。

そこで、私は得意な料理を活かそうと考え、高齢者のための減塩レストランを開店。私の料理は『世界一受けたい授業』（日本テレビ系列）で紹介され、腕には自信がありました。レストランは繁盛して、いくつかのメディアでも紹介されました。

ところが、高齢者と接するうちに、糖尿病、肌のかゆみ、高血圧などの生活習慣病を治してほしいという相談を頻繁に受けるようになりました。

私は**「すべての病気を食べ物で治す」ことを新しい目標にしました。**すぐに、ありとあらゆる栄養学の本を購入して、丹念に繰り返して読みました。しかし、栄養学の本には具体的に何をどのように食べたら病気が治るか書いてありませんでした。

そこで、私は腸内フローラを変えたらどうなるかを、レストランのお客さんで言葉は悪いですが人体実験することにしたのです。

最初に思いついたのは、腸内の酪酸菌を増やすことでした。

なぜなら腸内フローラの研究をしていた時に、フラクトオリゴ糖で酪酸菌が増えるということを知っていたからです。

2017年10月頃から、フラクトオリゴ糖を糖尿病のお客さんに摂ってもらったところ、予想したように、空腹時血糖値は下がりました。

ところが、食後血糖値にはほとんど影響を与えず、数か月のあいだの血糖値の平均を表すヘモグロビンA1c値はそれほど下がりません。

２０１８年３月、数十人のお客さんがフラクトオリゴ糖を摂っていましたが、驚くことに、ほとんどの方の花粉症が治ってしまったのです。

また、老人性乾皮症や気管支喘息の方の症状も出なくなりました。

そこで、フラクトオリゴ糖を大量に販売して、さらなる人体実験を行うことにしました。花粉症が治ることが口コミで伝わり、数か月で数百人が使うようになりました。

驚くことに、ほとんどの方が翌日に治ってしまい、人によっては摂取後、５〜６時間で治ったのです。

その後も、口コミで評判が伝わり、利用者はまたたく間に数千人に。２０１９年春に、私は数千人の人体実験によって、花粉症を１日で治す手法を確立したのでした。

さまざまな人が加わったことによって、うつ症状、パニック障害、食物アレルギー、関節リウマチ、潰瘍性大腸炎などさまざまな症状も改善されることが分かってきました。

最終的に私は、「大腸の酪酸菌が増えるとTレグ細胞が増え、これによって全身の炎症が抑えられる」その結果、「アレルギー、自己免疫疾患、精神疾患の症状が改善される」と結論づけました。

ご存知ない方も多いと思いますが、実は、**精神疾患は脳の炎症が原因で起こる**のです。

私は、大腸の酪酸菌の作用の解明と同時に糖質制限が健康にどのような影響を与えるかについても、人体実験で調べました。

その結果、糖質制限食は高齢になると起こる生活習慣病の予防と改善に非常に有効であることが分かってきました。

２０１９年半ば頃、私はがんと遺伝病以外の病気を予防し、大幅に改善することができるようになったのです。

あなたの大切な人を守るために

２０２０年1月、私は『花粉症は1日で治る！』を出版いたしました。

この本の出版によって、フラクトオリゴ糖を摂る人は数万人以上に増えました。その結果、大腸の酪酸菌を増やした数万人はほぼ１００％花粉症が治ったのです。

花粉症のシーズンが終わっても、フラクトオリゴ糖を摂り続ける人も多くいます。この方たちの多くは睡眠障害、うつ症状の改善に使用しているようです。喘息、アトピー性皮膚炎、食物アレルギー、便秘、冷え症、自己免疫疾患（リウマチ、潰瘍性大腸炎など）のために摂っている人もたくさんいます。

２０２０年夏、私の「大腸の酪酸菌を増やすと体中の炎症が抑えられ、さまざまな病気が改善される」という仮説はほぼ証明されました。

２０２０年2月、新型コロナ感染症の患者が増え始めました。4月7日には緊急事態宣言が7都府県に発令され16日には全国に広げられました。5月後半には緊急事態宣言は解除されましたが、7月中旬現在、感染者は増え続けています。

実は、新型コロナ感染症を起こした人の命を奪っているサイトカインストームは免疫が起こす炎症です。

Tレグ細胞が増えていればサイトカインストームは起こらないはずです。私は『花粉症は1日で治る！』で、新型コロナ感染症について触れることができませんでした。

大腸の酪酸菌が増えていれば、新型コロナ感染症は間違いなく重症化しないと考えられます。

大腸の酪酸菌が増えていれば、風邪とインフルエンザの症状がまったく出なくなります。

このことから、ほぼ間違いなく風邪とインフルエンザのウイルスは感染初期に自然免疫によって除去されるのです。

4種類のコロナウイルスが一般的な風邪を起こします。新型コロナウイルスも同じコロナウイルスですので、感染初期に自然免疫によって除去されるはずです。

私は、このことを世の中に知らせ、一人でも多くの人命を救いたいと考えていました。

しかし、大腸の酪酸菌が新型コロナを無症状化または無感染化するという証拠はありません。

私は、フラクトオリゴ糖を新型コロナの治療に使ってくれないか、いくつかの病院に相談してみました。しかし、答えは〝Ｎｏ〟でした。

これでは、だれにも知らせることができないと、あせりました。

しかし、新型コロナの無症状者に見られる「コロナのつま先」症状をフラクトオリゴ糖利用者の複数で見たことによって、「大腸の酪酸菌によって新型コロナは無症状化または無感染化する」ことを確信しました。

私は依然として、大腸の酪酸菌の効果を臨床試験によって確認したいと強く望んでいます。しかし、実現は不可能でしょう。

世界では、北米、南米でパンデミックがさらに加速して死者が増加しています。日本でも、緊急事態宣言解除後には感染者が急激に増えています。２０２０年の11月以降には、さらに大きな流行が起こるのは間違いありません。

私は、一人でも多くの人命を新型コロナの災禍から守りたいのです。

ここで私は、皆さんにお詫びを申し上げなければなりません。

これまでに書いてきたように、この本で書いていることは臨床試験で確認されたことではなく、科学的な証拠がないのです。

また、私の店のお客さんで人体実験を行ったわけでもありません。

このことを、皆さんに深くお詫び申し上げます。

現代の医療は治せない病気が山ほどある

皆さんも知っていると思いますが、現代の医療では多くの病気を治せません。症状を緩和することはできますので、皆さんのなかには、症状緩和が〝治った〟と勘違いしている人も多いと思います。

たとえば、高血圧、糖尿病、動脈硬化の治療や予防には大量の薬が処方され、症状は改善されます。

これらの病気は生活習慣病と呼ばれ、食事と運動などの生活習慣が起こす病気です。

正しい生活習慣にすれば、原因が除去されて根本的に治るのです。

しかし、現代の医療では薬は出すが生活習慣へのアドバイスはめちゃくちゃです。

生活習慣病の原因は「大腸の酪酸菌が少ない」と「糖質の摂りすぎ」の2つです。

それ以外はどうでもよいことです。

医者は「体重を減らしなさい」「糖質を減らしなさい」とよく言います。

では、どうしたら体重が減るのですか？

糖質を減らしたら何を食べるのですか？

ほとんどの患者は栄養学の知識もなく、強い意志もないので、糖質制限はできません。

肌の痒み、喘息、鼻炎、痔などはアレルギーが原因で起こりますので、フラクトオリゴ糖を含む食品をたくさん摂れば治りますが、医者は具体的指示はしません。いや、できません。

頭皮湿疹（マラセチア毛包炎）は高齢者に非常に多い皮膚病ですが、皮膚科では症状を抑える塗り薬を出すだけです。

頭皮湿疹はビタミンDを1日10000ユニット摂れば治りますが、医者は何の指示もしません。

にきびもビタミンDで治ります。

関節リウマチや潰瘍性大腸炎は症状がでると、症状を緩和する薬を処方します。関節リウマチや潰瘍性大腸炎はアレルギーの一つですので、フラクトオリゴ糖を含む食品をたくさん食べていれば予防できます。医者は予防のための助言を一切しません。

子供が食物アレルギーになると、医者はアレルギーの原因物質をしらべ、学校では「特別食」を用意します。

その子供にフラクトオリゴ糖を含む食品をたくさん食べさせれば、半月もすれば食物アレルギーは治るのに、子供は治らないまま振り回され、まるで虐待です。

うつ症状になると、医者はうつ病と診断して薬を出します。

うつはフラクトオリゴ糖を含む食品をたくさん食べれば、数日で治ります。

医者はうつ症状の人を病人として扱い、薬づけにして、ひどい場合には薬物中毒にするのです。


インフルエンザが流行ると医者は「予防接種をしたほうがよい」と煽り、ワクチンを打つのです。ワクチンを打っても効果は弱くインフルエンザになってしまうのです。

インフルエンザはフラクトオリゴ糖を含む食品をたくさん食べていれば、感染されることはありません。


認知機能が落ちると、医者は効きもしない薬を処方します。

軽度認知機能障害は、糖質制限をすればすぐに治るのに、そのようなアドバイスはありません。


膝関節が痛くなる変形性膝関節症と背中が痛くなる脊柱管狭窄症は糖質の摂りす

ぎによって起こります。

しかし、医者からはなにもアドバイスがないのです。その結果、70代になるとほとんどの人がひざが痛くなり、背中が痛くなるのです。

私も、長い間、痔の症状に苦しみ、数日に1回ほど蕁麻疹で全身が痒くなり、花粉症には何十年も悩まされ、頭皮湿疹にも何十年も悩まされてきました。

私のこれらの症状は自分で創った食事法によって、あっという間に治ったのです。

西洋医学は長い歴史があるのに、簡単な病気すら治せないのです。

今回の新型コロナの流行でも、西洋医学は打つ手を持たず、ただ必死に対応しているだけです。

皆さんは、西洋医学に期待しないでください。

自らの生活習慣の改善によって、体質を変えなければならないのです。

図18　現代医学と食事療法で予防や治療ができる病気

病名	現代医学	食事療法
感染症：風邪、インフルエンザ	予防できない 症状改善はできる	予防できる ほぼ無感染化する （フラクトオリゴ糖摂取）
自己免疫疾患：関節リウマチ、全身性エリテマトーデス、潰瘍性大腸炎、クローン病、多発性硬化など	予防できない 症状改善はできる	予防できる 症状改善できる （フラクトオリゴ糖摂取）
アレルギー：花粉症、通年性鼻炎、気管支喘息、食物アレルギー、蕁麻疹、痔など	予防できない 症状改善はできる	予防できる 大幅に改善できる （フラクトオリゴ糖摂取）
神経系の機能不全：自律神経失調症、うつ病、パニック障害など	予防できない 症状改善はできる	予防できる 大幅に症状改善できる （フラクトオリゴ糖摂取）
皮膚疾患：にきび、マラセチア毛包炎	予防できない わずかに 症状改善はできる	予防できる 症状改善できる （ビタミンDと糖質制限）
生活習慣病：高血圧、糖尿病、動脈硬化	予防できない 症状改善はできる	予防できる 大幅に症状改善できる （糖質制限）

ウィズコロナ時代はどうなるのか

おそらく、新型コロナウイルスはインフルエンザと同じように有効なワクチンや特効薬は開発されず、流行を繰り返す感染症になるでしょう。

有効なワクチンが開発されなければ、根絶するのは不可能です。

今、数年先のことを見通すことのできる人はだれもいません。

私たちがウイルスに適応するしかないのです。

ところが、どうしたら適応できるのか、分かる人はだれもいません。

世界には77億以上の人がいるのに、だれも分からず、ただ茫然としています。

この本で私が提案している「大腸の酪酸菌を増やして新型コロナウイルスを抑え

る」というアイデアに賛同して、ご協力をお願いいたします。

この方法が、ウイルスに適応する一つの方法であることは間違いありません。

この方法では、新型コロナウイルスに曝されても感染しない可能性が高いのです。

この方法がうまく機能すれば、私たちの経済活動も阻害されません。


現在のような状況に、感染防止対策のような消極的な対策を打っていても、深刻な貧困に陥る人が増えるだけです。

失業者や貧困者が増えれば、国は財政赤字を増やし、やがてはインフレが到来し、社会は大混乱に陥ります。国民は財産を失うのです。

大恐慌の再来になるでしょう。そうなってしまったら、国は何も政策を発動することができなくなります。だらだらとその不況は続くのです。

私の提案でなくてもよいのです。なんらかの方法で新型コロナウイルスに適応しなければならないのです。

あなたの大切な人は あなたの生活習慣改善で守れる

感染症の流行が加速して多くの人が亡くなることがパンデミックです。

現在、世界では感染第1波のパンデミックが拡大しているところです。


私たちの祖先は旧石器時代には狩猟採集を行い、感染症にかかりにくい体を作って生活していたのです。

狩猟採集時代には、食べられるものは野山の野草と根菜類、野生動物（昆虫も含む）、魚介類、木の実、海藻などです。

これらには糖質はほとんど含まれていませんので、糖質制限食を食べていました。


日本では、野山の野草と根菜類は、現在と同じよう野山にあるネギ属、キク科植物、アブラナ科植物、自然薯が中心だったのでしょう。

ネギ属には植物体全体にフラクトオリゴ糖が含まれ、キク科植物（ゴボウ、ヤマゴボウ（アザミ）、タンポポなど）の根にも大量のフラクトオリゴ糖類が含まれているのです。

狩猟採集時代には、大腸の酪酸菌を増やさない米、麦類、蕎麦などはありませんでした。

これらの現代人が毎日食べている穀物は、農耕が始まってから創られた作物なのです。

狩猟採集時代の人は間違いなく大量のフラクトオリゴ糖類を食べていたのです。狩猟採集時代の人は大腸の酪酸菌を増やし、糖質制限を行っていたのです。

私が提唱している新型コロナウイルスを撃退する体質改善法と同じです。

皆さん、目を覚ましてください。

強い体を作るには、米や麦や蕎麦などを食べていてはいけないのです。

野菜は、狩猟採集時代に大量に食べていたネギ属、キク科植物をできるだけ多く食べなければいけないのです。

また、狩猟採集時代は1日中太陽光線を浴びていました。このことにより、十分なビタミンDを作っていたのです。

ところが、現代人は紫外線を嫌がり、太陽光線を浴びる時間がほとんどない人ばかりです。

現代人は、慢性的なビタミンD不足です。

ビタミンD不足によって、がんを患う人は増え、皮膚には微生物が増殖しニキビや脂漏性皮膚炎を起こす人が増えています。

また、ビタミンDは風邪、インフルエンザ、新型コロナウイルスの感染を防ぎます。

皆さん、どうか今すぐに「狩猟採集時代の食と太陽光を浴びる生活」を開始してください。

私の店カフェ500では、いつでも「狩猟採集時代の食生活」について説明いたしますので、分からない方はご連絡ください。

皆さんが世界のパンデミックを鎮静化する

パンデミックは世界レベルで起こっている現象です。日本で何が起ころうと、簡単に終息できるものではありません。

しかし、日本で「大腸の酪酸菌を増やす体質改善によって感染拡大を防ぐ」ことができれば、それは、世界の潮流になります。

あっという間に、情報は伝わり世界レベルで終息する可能性があります。

皆さんのご協力によって、この潮流を作ることができれば、必ずパンデミックを終息させることができるのです。

おわりに

この本は代替医療の本です。

コロナ感染予防に関して、理論的に腸内の酪酸菌を増やすことによって、炎症予防および、もしコロナに感染しても炎症が抑えられる　ということは科学的に証明されています。


しかし、大学や研究機関、医療機関での実証実験はなされていません。

ですから、この本はあくまでも代替医療の本としてお考えください。

大腸の酪酸菌を増やすことによって、コロナ感染が予防できるということについて、私自身はそう信じていますが、薬機法の関係でそれを断言できない状況であることをここに注意書きとして記させていただきます。


世の中でベストセラーになっている健康書、医学書というのはたくさんあります。

たとえば、『長生きしたけりゃふくらはぎをもみなさい』（アスコム）の本は１００万部以上売れましたが、これも西洋医学ではなく東洋医学で、いわゆる代替医療のひとつで、その効果は必ずしも証明されていません。

また、自由国民社から出ている『目は1分でよくなる！』はシリーズ化されて累計50万部以上売れていますが、こちらも中医学による、目がよくなる代替治療です。『目は1分でよくなる！』では、目に酸素を送り、血流をよくすると確かに視力がよくなるという統計データがありますが、必ずしも万人に通じるものではありません。

『病気にならない生き方』（サンマーク出版）の本もシリーズ累計１９０万部を突破していますが、これをやって１００％病気にならないのかというと、そうではありません。

本書もこれらの代替医療の中の一部であるとお考えいただければと思います。

このように、実は医学は代替医療によって発展してきました。
ですから、この本では必ずしも科学的なエビデンスを求めるのではなく、限りなく、私が過去に数十年間の微生物学に関わった経験と知識、ノウハウそれらの結集で書かれていることをご了承ください。

酪酸菌を増やすことがコロナから自分の身を守る非常に有効な方法であるというのは、現時点では自説となりますが、実際にフラクトオリゴ糖を飲んでいる方がこれからの時代の証明となります。

日本人および世界の人々がコロナ感染の恐怖から逃れられることを心よりお祈りして、おわりとさせていただきます。

東京大学名誉教授　微生物博士　小柳津広志

小柳津 広志（おやいづ・ひろし）

東京大学名誉教授
株式会社ニュートリサポート代表取締役

1953年12月10日生まれ。静岡県出身。

1977年、東京大学農学部農芸化学科卒業。

東大生の時、担当教授の研究方針を非難すると、しばらくすると机や実験台が使えなくなったが、それでも論文を発表し続けた。

その後、アメリカ・イリノイ大学留学を経て、世界中の微生物研究者に評価され、43歳の若さで東大の教授となる。

富山大学教養部助教授、東京大学大学院農学国際専攻教授等を経て、2003年より東京大学生物生産工学研究センター教授を務める。

2016年に東京大学を退職。現在は東京大学名誉教授に就く。

専門は微生物系統分類、腸内細菌学など。

2017年3月、神奈川県横須賀市に高齢者を対象とした減塩カフェ「カフェ500」をオープン。カフェのオーナーとして『世界一受けたい授業』にも出演。また、料理本も出版している。

同店でフラクトオリゴ糖の摂取をお客さんに勧めたところ、花粉症、喘息、皮膚のかゆみなどのアレルギーが改善。

フラクトオリゴ糖を主成分にした「長沢オリゴ」を2018年より販売。全国から反響を呼び、1年で1万個の販売実績を誇る。

Special Thanks to:

出版プロデュース：
株式会社天才工場 吉田 浩

編集協力：
株式会社マーベリック 大川 朋子
奥山 典幸

本文デザイン：
小山 弘子

図版デザイン：
林 慎平

東大の微生物博士が教える

コロナに殺《ころ》されないたった1《ひと》つの方《ほう》法《ほう》

二〇二〇年（令和二年）十一月十四日　初版第一刷発行
二〇二一年（令和三年）二月二十二日　初版第三刷発行

著　者　小柳津 広志
発行者　伊藤 滋
発行所　株式会社自由国民社
東京都豊島区高田三―一〇―一一　〒一七一―〇〇三三
電話〇三―六二三三―〇七八一（代表）
カバーデザイン　ＪＫ
印刷所　信毎書籍印刷株式会社
製本所　株式会社川島製本所